Prévoyance, Sécurité

en Amour

« Vois ces spectres dorés avancer à pas lents
« Traîner d'un corps usé les restes chancelants,
« Et sur un front jauni qu'a ridé la mollesse.
« Etaler à trente ans leur précoce vieillesse,
« C'est la main de Vénus qui creuse leur tombeau.

« Thomas »

Docteur WOLF

PREVOYANCE SÉCURITE en Amour

Préservation individuelle - Prophylaxie générale

8 GRAVURES HORS-TEXTE

J. FORT, Editeur
73, Faubourg Poissonnière, 73
PARIS

Avant-Propos

Voltaire inscrivit sur le socle d'une statue de l'Amour, ces vers :

Qui que tu sois, voici ton maître :
Il l'est, le sera, le doit être !

Ce qui veut dire que dès l'âge de 18 à 20 ans, pour tout homme bien bâti, l'appétit génital demande impérieusement à être satisfait, car ici l'amour n'est qu'un mot ; l'instinct sexuel, voilà le maître!

Donc, si incontestablement il est des organes qui ne se laissent pas oublier, il doit être possible d'accomplir impunément des fonctions. En effet, pourquoi s'opposerait-on aux velléités, aux ardeurs d'un jeune homme? N'aurait-on pas alors à craindre des habitudes solitaires, beaucoup plus nuisibles pour la santé? Nous estimons donc qu'il faut se garder d'intervenir en préconisant la chasteté jusqu'à un âge plus avancé. C'est vers la vingtième année que la loi naturelle est intransigeante. La plupart des parents n'ont pas l'air de s'en douter, ils n'observent pas, ou oublient ce qu'ils ont ressenti eux-mêmes, au même âge.

On pourrait penser que, dans ces conditions, le mariage devrait être favorisé; or, le mariage à 20 ans est une erreur manifeste. Alors quoi!... C'est bien simple, ne pas désapprouver les mœurs libres du jeune âge. Cela vaudra infiniment mieux que de pousser au mariage précoce. Nous ajouterons même qu'un futur chef de famille doit avoir quelque expérience de la vie; que le jeune mari soit plutôt apte à donner des leçons qu'à en recevoir. Il faut que jeunesse se passe et enfin que le jeune homme fasse ses frasques.

Or, ces frasques, sont, le plus souvent, anodines et pardonnables, au lieu que dans l'âge mûr, si elles ne se sont pas produites dans la jeunesse, elles auront sûrement lieu à ce moment et alors elles seront d'autant plus répréhensibles qu'elles pourront com-

promettre le bonheur et l'avenir de toute une famille.

Le mariage précoce, nous le répétons, n'est pas désirable pour plusieurs raisons, soit au point de vue social, soit au point de vue de la prospérité elle-même.

En somme, pour le plus grand nombre, il n'existe pas d'autre moyen honorable que de suivre le conseil de Caton; c'est-à-dire de prendre satisfaction de ce que l'on ne peut empêcher, là où il est permis de la trouver.

Evidemment, nous ne conseillons pas aux jeunes gens de détourner de leurs devoirs des innocentes créatures, de chercher à satisfaire leurs besoins génésiques avec des jeunes filles qu'ils rejetteront ensuite. Loin de nous semblable pensée, mais puisque la prostitution est reconnue mal nécessaire, il nous semble que là est la seule ressource permise de trouver satisfaction à ce que l'on ne peut empêcher.

Nous venons de dire que la prostitution est un mal nécessaire, en effet, de tous temps, dans tous les pays, elle a existé, elle a résisté à toutes les lois, à toutes les persécutions, aux puissances temporelles et spirituelles; si elle doit disparaître, il est certain que le jour n'est pas proche.

Saint Augustin a dit : « Supprimez les prostituées, vous troublerez la société par le libertinage. » Il faut reconnaître que la prostitution limite la débauche et que sa suppression amènerait des maux pires. On ne peut raisonnablement exiger de tous les hommes la chasteté jusqu'au mariage, car c'est dans le besoin inconscient de l'accouplement que la prostitution trouve sa véritable raison d'être.

C'est pourquoi, à côté du juste cri d'alarme poussé par les hygiénistes les plus célèbres de notre époque, contre le péril vénérien, disant que puisque la prostitution existe, qu'on ne peut la supprimer, il faut la rendre au moins inoffensive, l'empêcher de nuire, par une réglementation sévère, il est nécessaire de populariser les moyens de préservation individuelle contre toute avarie possible.

Il faut observer que si la femme ne peut donner la syphilis que si elle l'a reçue, il semblerait juste de voir les hommes soumis également à la même surveillance, mais cette mesure étant irréalisable, il est utile de faire connaître à celui-ci les dangers qu'il court et les moyens à mettre en usage pour s'en garantir. Il faut bien se pénétrer de ceci, c'est que la femme est assurément l'a-

gent principal de la contamination, car elle jouit d'une puissance de rayonnement de beaucoup plus étendue que celle de l'homme.

Le Dr Berlureaux a rapporté qu'une fille, seule, infecta trente-deux militaires, dont deux moururent dans l'espace d'une année. Plusieurs autres furent contraints de quitter le service.

Nous exposerons dans cet ouvrage tous les moyens préconisés pour se garantir des affections vénériennes, nous indiquons les procédés mécaniques et ceux antiseptiques, les théories de différents auteurs; et s'il en est de singuliers autant que peu pratiques, nous laisserons le lecteur se faire juge de leur valeur au point de vue de l'application. Ce sont quelquefois les plus difficultueux, les plus ennuyeux procédés qui, dans bien des circonstances, présentent le plus de garantie. Avec un peu d'habileté et de doigté, il est encore possible de s'en servir, tout en restant dans les plus strictes convenances.

Si nous avons consacré quelques chapitres à l'impuissance et à la frigidité, c'est que nous considérons ces affections comme de véritables maladies dont les sources sont les plaisirs de Vénus. En faisant connaître les désordres organiques causés par les excitations sexuelles trop souvent répétées, en montrant les dangers des plaisirs vénériens trop précocement cherchés, nous n'avons que suivi notre programme de prévoyance *et* sécurité. *Prévenir c'est guérir, dit-on avec raison, c'est pourquoi nous avons cherché à bien établir ce qu'on entend par frigidité et à démontrer les erreurs d'appréciation sur cette* infirmité *chez la femme pour qu'il soit facile d'y remédier et même de la faire disparaître complètement.*

Prévoyance, Sécurité en Amour

I

PRÉCIS DESCRIPTIF DES ORGANES GÉNITAUX

Les organes de la génération chez l'homme se composent surtout de glandes et de corps cylindriques, ils sont en majeure partie visibles à l'extérieur; ceux de la femme présentent des cavités et se cachent dans le bassin; on pourrait leur donner le nom d'organes de la génération interne, tandis que ceux de l'homme s'appelleraient externes.

Les organes de la copulation sont : le *pénis* avec l'*urèthre* chez l'homme; la vulve et le vagin chez la femme; les organes de la génération proprement dits sont les *testicules* avec leurs enveloppes et leurs *canaux déférents*, la *prostate* et les *glandes de Cowper* d'un côté; les *ovaires*, les *trompes de Fallope* et la *matrice* de l'autre.

Nous commencerons par les testicules, la description des parties génitales de l'homme. Ce sont deux organes glanduleux, logés dans les bourses et destinés à sécréter le sperme. La forme des testicules proprement dits est celle d'un ovoïde comprimé de droite à gauche, leur direction est un peu oblique, leurs faces sont légèrement convexes; leur parenchyme est mou, uni, la couleur en est rougeâtre, ou blanche bleuâtre. Les testicules sont enfermés immédiatement dans une coque fibreuse que leur forme la *tunique allugínée*, laquelle est une membrane d'un blanc opaque, forte et résistante; en dehors elle est recouverte par une membrane mince, la *tunique vaginale*, en dedans par un tissu cellulaire très serré. Des vaisseaux sanguins, des nerfs, des conduits séminifères en grand nombre pénètrent à travers ces tuniques dans le bord postérieur du testicule; au même endroit il y a aussi un cordon blanchâtre qui entre dans le testicule. Le parenchyme des testicules est rouge brun, très facile à déchirer, il est formé par des vaisseaux sanguins et lymphatiques, par la terminaison des nerfs, mais surtout par les *vaisseaux séminifères*. Ces derniers sont des canaux très minces, blanchâtres, repliés, entrelacés, unis les uns aux autres de façon à former des lobes qui se trouvent dans chaque testicule au nombre de 150 à 200. De là, ils sortent avec le nom de canaux *afférents* et se rendent dans l'*épididyme*, qui est un corps oblong verminiforme couché le long du bord supérieur du testicule, sa partie supérieure ou *sa tête*, est renflée; sa partie inférieure, ou *sa queue*, est plus rétrécie. Il est rouge brun, sa surface est bosselée, divisée en lobes par des rides transversales. L'épididyme peut être considéré comme un canal destiné à recevoir les canaux afférents. De la queue de l'épididyme naît le *canal déférent* ou canal excréteur du sperme, c'est un cordon rond, dur au toucher à son origine. Il remonte en serpentant derrière le testicule et en dedans de l'épididyme, puis il s'écarte pour s'engager dans le cordon spermatique, et se termine dans les vésicules séminales ou les conduits éjaculatoires.

Le cordon spermatique, de forme ronde, est la réunion des vaisseaux sanguins, des nerfs et du canal déférent, il est entouré d'une membrane fibreuse ou tunique commune au cordon et au testicule, qui, à sa surface extérieure, est recouverte par les fibres musculaires qui composent le muscle crémaster, lequel, par ses contractions, fait remonter les testicules.

Le testicule et le cordon spermatique sont contenus dans un sac pendant entre les cuisses, *les bourses* ou *scrotum;* ce sac est ordinairement un peu plus long d'un côté que de l'autre, en sorte que les testicules ne sont pas tout à fait au même niveau. Le scrotum est un prolongement de la peau des parties environnantes, cette membrane est remarquable par sa couleur brune, par les nombreuses rugosités qui la sillonnent, par la grande quantité de follicules sébacés qu'elle contient, et par les poils longs et peu abondants qui s'y développent. Une ligne médiane, étroite et saillante, *le raphé*, partage le scrotum et forme une cloison perpendiculaire qui divise le scrotum en deux cavités, contenant chacun un testicule.

Après avoir quitté le cordon spermatique, le canal déférent franchit le canal inguinal, se courbe vers le bassin, gagne la partie postérieure et inférieure de la vessie en passant devant l'extrémité inférieure de l'urètre, il arrive au bord postérieur de la prostate et rejoint le canal éjaculateur et la vésicule séminale.

Les *vésicules séminales* sont placées en-

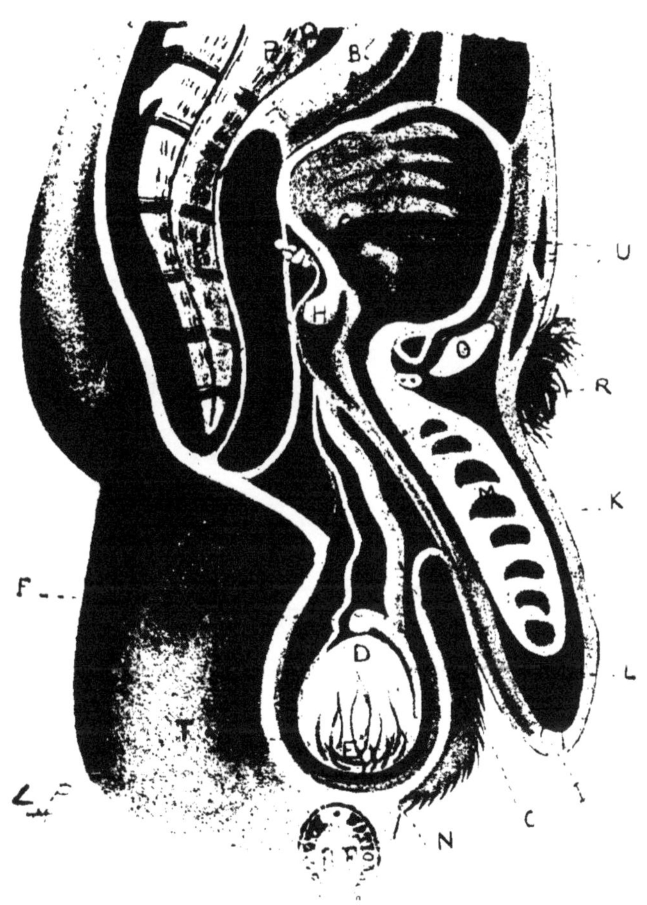

ORGANES GENITAUX DE L'HOMME

A. Vessie — B. Rectum — C. Cordon spermatique — D. Testicule — E. Epididyme — F. Canal déférent — G. Vésicule séminale — H. Prostate — I. Urètre — K. Pénis — L. Gland — M. Corps caverneux — N. Scrotum — P. Colonne vertébrale — O. Os du Pubis — Q. Moëlle épinière — R. Pubis — S. Périnée — T. Boures — U. Muscles abdominaux.

tre la vessie et le rectum, derrière la prostate. Chacune d'elle se compose d'un canal entortillé, dont l'extrémité antérieure se continue avec le canal déférent dans le canal éjaculateur. Ces deux derniers conduits s'avancent dans l'épaisseur de la prostate et s'ouvrent dans l'urèthre, par deux petits orifices oblongs, situés sur le sommet d'une petite élévation la *crête urétrale.*

La prostate est située au devant du col de la vessie, elle embrasse l'origine de l'urèthre; elle a une surface lisse, se compose d'un lobe moyen et deux lobes latéraux plus volumineux. Le tissu en est très dense, rouge brun. Cette glande a de nombreux conduits excréteurs, qui viennent s'ouvrir dans la partie supérieure de l'urèthre sur les côtés de la crête urétrale.

Devant le sommet de la prostate, un peu plus bas, il y a trois *glandes de Cowper*, elles sont composées de plusieurs lobes et possèdent des canaux excréteurs s'ouvrant dans l'urèthre.

Le pénis ou *verge*, est un organe cylindrique, situé au-devant et au-dessous du pubis. Dans l'état ordinaire, la verge est molle, pendante devant les bourses, entre les cuisses; pendant l'érection elle se redresse en avant et en haut. Son extrémité postérieure ou sa racine est attachée au bassin, son extrémité antérieure est libre et présente le *gland;* on y distingue une face inférieure et une face supérieure qui a reçu le nom de dos de la verge.

Le pénis est formé en grande partie par trois corps caverneux contenant un grand nombre de vaisseaux sanguins, à eux se joint le corps caverneux de l'urèthre.

Les *corps caverneux* ou *spongieux* de la verge prennent naissance en arrière par deux racines rondes, écartées l'une de l'autre à leur origine, elles se réunissent sous un angle aigu en un seul corps rond aplati qui constitue toute la partie supérieure de la verge; ils se terminent à la base du gland, et pénètrent un peu dans celui-ci en forme de coin.

La face inférieure de ce corps est creusée d'un sillon profond qui loge le corps caverneux de l'urèthre.

Les corps caverneux du pénis sont entourés d'une membrane fibreuse blanche, très solide, qui fournit une cloison perpendiculaire qui les sépare l'un de l'autre jusqu'au gland; ils sont traversés par un grand nombre de vaisseaux entremêlés dans tous les sens.

La portion spongieuse de l'urèthre se trouve au-dessous de la partie moyenne de ce canal, dans la rainure formée par les corps caverneux; elle se prolonge en arrière sous forme d'un renflement appelé *bulbe de l'urèthre*, et se termine en avant par le gland, qui a la forme d'un cône arrondi, à base oblique, il embrasse la partie antérieure du canal qui se trouve cependant plus près de la face inférieure. Son sommet est percé par l'orifice de l'urèthre.

La face supérieure du gland est fortement convexe, la face inférieure présente un sillon au milieu. La base du gland embrasse l'extrémité des corps caverneux, elle est circonscrite par un rebord saillant, la couronne du gland, en arrière de celle-ci se trouve le col.

La peau du pénis est très mince, sans poil, munie de beaucoup de follicules sébacés, elle est unie au corps caverneux par un tissu cellulaire très lâche; elle couvre le gland, puis vers l'extrémité antérieure de l'organe, elle se réfléchit sur elle-même d'avant en arrière sans être fixée au gland, elle devient alors beaucoup plus fine et retourne jusqu'à l'orifice de l'urèthre, cette fois en adhérant au gland. La partie réfléchie n'a que des adhérences très lâches, elle est très mobile, ridée et porte le nom de *prépuce*. Lorsque la verge n'est pas en érection, le prépuce recouvre le gland complètement ou seulement en partie, suivant la longueur ou la grandeur de son ouverture; lorsque celle-ci est trop étroite, elle constitue le phimosis.

Le prépuce est fixé à la face inférieure du gland par un repli de la peau, solidement adhérent, qui s'étend jusqu'à l'orifice de l'urèthre, c'est le frein du pénis.

La lamelle interne du prépuce et la peau du gland sont minces, humides, sensibles, elles ressemblent à une membrane muqueuse, le col du gland est garni de nombreux follicules sébacés qui sécrètent une humeur blanchâtre onctueuse à odeur forte.

L'*urèthre* de l'homme est beaucoup plus long que celui de la femme, on y distingue la *portion prostatique*, venant du col de la vessie, elle a la forme d'un entonnoir et traverse la prostate obliquement d'arrière en avant et de haut en bas. Puis vient la *portion membraneuse*, entourée de graisse et de muscles, elle s'avance presque horizontalement avec une légère courbe en bas, c'est la partie la plus rétrécie de l'urèthre, mais elle peut se dilater. La portion la plus longue est celle spongieuse, qui traverse la verge au-dessous du corps caverneux, elle est étroitement embrassée par le corps spongieux de l'urèthre, traverse le gland du pénis, sur lequel elle a son orifice extérieur, sous forme d'une fente étroite et allongée, c'est le *méat urinaire;* immédiatement en arrière de cette ouverture, on remarque une dilatation qui porte le nom de *fosse naviculaire.* A la partie postérieure de la portion prostatique, il y a un soulèvement de la muqueuse, *la crête urétrale* ou *verumontanum*, dont l'extrémité postérieure est percée par les conduits éjaculateurs.

Fonctions des organes génitaux de l'homme.

Les testicules produisent *le sperme* ou liqueur destinée à féconder les germes contenus dans les ovaires de la femme. Les *canaux déférents* reçoivent le sperme, dont l'ascension est déterminée par les contractions musculaires du scrotum; des testicules, le sperme entre dans les *vésicules séminales*, où il séjourne pendant plus ou moins de temps.

A un moment donné les canaux éjaculateurs dirigent le sperme dans l'urèthre où il se mêle aux sécrétions de ce canal, de la prostate et des glandes de Cowper, puis il traverse le canal de l'urèthre et peut être lancé à une distance assez grande.

Le sperme est un liquide épais, gluant, à demi transparent, blanc grisâtre, d'une odeur *sui generis*. Il est composé d'eau, de phosphate de chaux, de sulfate de potasse, d'un corps gras ayant quelque analogie avec le beurre, et d'une substance qui lui est propre, la *spermatine*.

Chez tous les animaux féconds, le germe mâle contient, dans la partie liquide, des *corpuscules* ou *animalcules* microscopiques très vivaces, qu'on appelle *spermatozoïdes*, ce sont les principes fécondants du sperme.

Les mouvements des spermatozoïdes se continuent pendant plusieurs heures hors du corps, lorsque la liqueur séminale est étendue d'eau sucrée, de salive, etc... Ils ont une tête plus ou moins ovale et longue de 1/16e de millimètre et une queue étroite, plus claire, très mobile, de même longueur ou à peu près.

L'éjaculation du sperme est précédée de l'*érection* de la verge qui devient beaucoup plus volumineuse en tous sens, se raidit, se durcit, se redresse en haut et en avant; la peau du pénis est alors tendue, le prépuce se retire en arrière, sa membrane interne se retourne à l'extérieur et le gland est dénudé; ces phénomènes sont accompagnés d'une excitation nerveuse, plus particulièrement ressentie dans le gland, ils sont provoqués par la retention d'une grande quantité de sang dans les nombreuses veines des corps caverneux du pénis et la dilatation artérielle des mailles de ces mêmes corps. Cependant ces circonstances ne suffisent pas à amener l'érection vraie, si les actions musculaires ne se produisent pas, c'est-à-dire que si c'est à l'afflux du sang que le pénis doit son volume et sa turgescence, c'est en grande partie à la contraction musculaire qu'il doit sa rigidité. C'est par le frottement que subit le gland que se produit l'acte reflexe qui amène les contractions saccadées des muscles spéciaux à ces régions; ces contractions refoulent le sang vers le gland et en même temps empêchent son retour en comprimant les veines qui l'ont amené. Après l'excitation survient, par action reflexe, la contraction des voies d'exécution du sperme et des muscles du périnée; ce fait amène la projection du liquide et la terminaison du coït par une courte sensation, plus ou moins vive et spéciale de chaleur, due au déversement et au passage du sperme dans l'urèthre.

Après l'éjaculation, l'érection devient moins prononcée, puis cesse au bout de quelques instants en laissant l'urèthre un peu sensible au toucher quelques minutes encore.

Organes génitaux de la femme.

La *matrice* ou *utérus*, est logée dans le bassin, entre la vessie et le rectum. Très peu développée dans le premier âge, elle est dure, aplatie, sa cavité contiendrait à peine une petite amande, mais lorsque aux approches de la puberté la nature vient mettre cet organe en exercice, les humeurs qui y abondent et qui la pénètrent en changent la consistance et le volume, cet organe devient plus mou, plus arrondi et plus grand, le commerce des deux sexes et ses suites rendent encore ces rapports plus sensibles. Dans la matrice on distingue un fond, un corps et un col. Les parois épaisses du fond et du corps sont formées d'un grand nombre de fibres qui permettent une grande dilatation, sur les deux côtés du fond de la matrice se trouvent les orifices des trompes de Fallope.

L'orifice externe que l'on remarque à la partie inférieure du col est aplati d'avant en arrière, la fente transversale est plus rapprochée de la postérieure.

Les *ovaires* sont des corps ovales et aplatis placés à côté et près du fond de la matrice à laquelle ils tiennent par un *ligament large* et par un côté du pavillon des trompes, ils sont plus volumineux proportionnellement chez le fœtus que chez l'adulte, diminuent après la naissance, augmentent après la puberté, et s'atrophient pendant la vieillesse.

Les ovaires contiennent les vésicules ou ovisacs dans lesquelles sont logés les ovules ou œufs humains, tous les mois une de ces vésicules se gonfle, s'ouvre et laisse échapper l'ovule.

Les *trompes de Fallope* sont des conduits de communication de l'utérus aux ovaires, elles sont chez la femme les analogues du conduit déférent chez l'homme, servant de conduit de transmission, d'une part au principe fécondant, d'une autre part au produit fécondé qui, de l'ovaire, doit être transporté dans l'utérus. Les trompes prennent naissance en haut de chaque côté de la matrice et sont maintenues au dehors de cet organe par le ligament large.

Le *vagin* est un canal membraneux qui s'étend de la vulve au col utérin, il est aplati d'avant en arrière et forme un coude à concavité antérieure. Il commence à la sortie du bassin entre les petites lèvres, par l'orifice vulvaire et monte dans la cavité abdominale, où il embrasse le col de l'utérus en formant un cul-de-sac circulaire. La longueur du vagin redressé mesure de 10 à 12 centimètres, sa largeur est d'environ 3 centimètres, mais il varie considérablement.

Les parois du vagin sont élastiques, elles sont tapissées à l'intérieur par une membrane muqueuse qui, à son ouverture, présente un repli relevé en forme de croissant, c'est l'*hymen;* cet espèce de diaphragme rétrécit considérablement l'ouverture; il se déchire, ordinairement, lors du premier coït et les débris qu'il laisse constituent trois ou quatre tubercules peu saillants connus sous le nom de *caroncules myrthiformes*.

Les parties externes de la génération sont situées au détroit inférieur du bassin entre la face interne des cuisses et comprennent les grandes et les petites lèvres, le clitoris, le vestibule, le méat urinaire et la fente vulvaire.

Les *grandes lèvres* sont deux replis cutanés qui semblent résulter de la bifurcation du *mont de Vénus* ou *pénil*, le relief formé par les parties molles qui recouvrent le devant du pubis et recouvertes de poils; elles se dirigent d'en avant en arrière et de haut en bas vers le *périnée*, qui sépare la vulve de l'anus; elles sont réunies par une commissure supérieure et une inférieure au périnécèle; elles circonscrivent une fente qui est plus spécialement appelée *vulve*, tandis que l'ensemble des parties génitales externes est désigné parfois sous le nom de *pudendum*. La face antérieure ou externe des grandes lèvres est convexe, couverte de poils, mais en quantité moindre que le mont de Vénus; leurs faces internes sont moins convexes, se touchent et cachent les contre-parties logées dans la vulve. L'extrémité inférieure des grandes lèvres est réunie par un repli transversal de la peau, la *fourchette*, derrière laquelle se voit la *fosse naviculaire*. La peau qui forme la face externe des grandes lèvres est fine, douce au toucher, de couleur foncée, garnie de poils et de follicules sébacés; celle de la face interne est lisse, plus douce encore et plus humide, elle est rosée.

Les *petites lèvres* ou *nymphes*, sont deux replis muqueux étroits et courts qui s'élèvent dans la profondeur de la vulve entre les grandes lèvres. Leur extrémité inférieure n'atteint pas la commissure supérieure, elles montent jusqu'au clitoris au niveau duquel elles se bifurquent, la branche inférieure de cette bifurcation va s'attacher au clitoris, l'autre le contourne, s'unit à elle du côté opposé et forme au-dessus de lui un repli qu'on nomme *prépuce du clitoris* ou *capuchon;* puis les petites lèvres descendent de chaque côté en arrière et en bas, et se perdent vers le milieu des grandes lèvres, leurs bords libres et quelquefois aussi leur surface, sont rugueux et prennent une couleur ardoisée.

Le *clitoris* est un corps cylindrique, ayant quelque ressemblance au pénis et qui se trouve dans la partie antérieure de la vulve, il n'a que quelques centimètres de longueur.

Il commence avec deux branches fixées aux os du pubis, elles se réunissent en un corps, terminé par une extrémité libre, le *gland* qui ne renferme pas de canal. Le gland apparaît comme un tubercule dans la partie supérieure de la vulve. La structure de cet organe est la même que celle de la partie supérieure du membre viril, il y a deux corps caverneux séparés par une cloison. Le clitoris constitue la partie la plus sensible des organes génitaux de la femme, c'est le siège de la volupté la plus exquise.

Le *vestibule* est circonscrit par le clitoris, la surface interne des petites lèvres et l'ouverture du vagin; il contient l'orifice de l'urèthre ou méat, entourée d'un bourrelet et qui se trouve au-dessous du clitoris, au-dessus du vagin, entre les nymphes.

L'*ouverture du vagin* occupe la partie postérieure de la vulve, elle est circonscrite par le vestibule en avant, l'extrémité des nymphes et les grandes lèvres sur les côtés; derrière, elle touche à la fosse naviculaire qui est séparée et paraît plus enfoncée lorsque l'ouverture est étroite et que l'hymen est encore intacte, mais se confond avec elle et en forme la limite postérieure lorsque l'ouverture est large; dans ce cas, celle-ci arrive jusqu'à la commissure postérieure des grandes lèvres.

Fonctions des organes de la génération chez la femme.

La puberté, ou développement, qui rend l'individu propre à la reproduction, a lieu, dans nos climats, à l'âge de 13 à 15 ans pour le sexe féminin; les seins qui, jusque-là, étaient à l'état rudimentaire, commencent à se développer, le mont de Vénus se garnit d'un coussin de graisse et se recouvre de poils; des parties génitales s'écoulent du sang, cet écoulement est périodique, il se renouvelle tous les 28 jours, dure de deux à huit jours et porte le nom de *flux menstruel*, *menstruation*, *règles*, etc...

C'est pendant cet écoulement qu'un des ovules se détache de l'un des ovaires et est emporté par le sang en mouvement. Pendant le coït, le membre viril pénètre par la vulve dans le vagin en frottant sur le clitoris. Cet acte éveille chez la femme une sensation voluptueuse qui est ressentie vivement par les petites et les grandes lèvres en état d'éréthisme.

Le vagin sécrète une quantité plus grande de mucus et se contracte pour embrasser plus étroitement l'organe mâle, les glandes vulvo-vaginales, surexcitées, répandent alors brusquement, comme par une sorte d'éjaculation, un liquide visqueux qui détermine l'*orgasme* voluptueux semblable à celui ressenti par l'homme au moment de l'émission de la liqueur séminale. La jouissance des deux partenaires peut se produire en même temps. Chez la femme, cette sensation voluptueuse peut se manifester avant que l'éjaculation spermatique survienne chez le mâle; mais en général elle débute par la sensation de chaleur et la dilatation que cause le déversement brusque et par secousses répétées de sperme dans le vagin.

Dans le coït, acte auquel concourent les deux sexes simultanément quant aux manœuvres et aux sensations, l'émission du sperme la termine pour le mâle, le phénomène correspondant chez la femme est la progression de ce sperme ou du moins des spermatozoïdes qu'il contient dans les voies génitales et de celle de l'ovule dans la trompe. Progression lente dont la durée est déterminée et dont l'étude conduit à fixer le lieu où s'accomplit la fécondation même, c'est-à-dire la rencontre des deux éléments mâle et femelle.

L'ovule sorti de sa vésicule, à maturité, rentre dans la trompe de Fallope dont le pavillon est venu s'appliquer sur l'ovaire; c'est le plus souvent pendant sa progression dans ce conduit qu'il est fécondé et dès lors il arrive dans la matrice où il se fixe et où, avec ses enveloppes et ses vaisseaux sanguins, il se développe jusqu'à parfaite maturité.

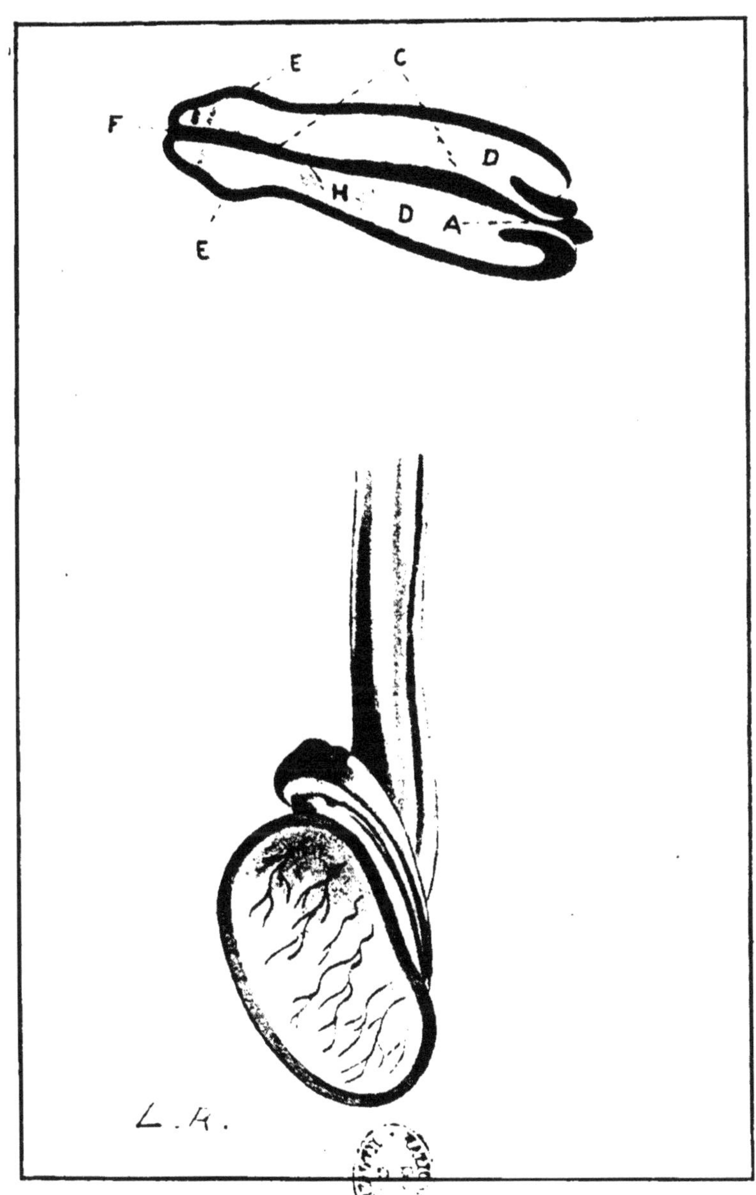

COUPE LONGITUDINALE DE LA VERGE

a et *b*. Rétrécissements — *c*. Diamètre normal — *d*. Corps caverneux — *e*. Gland — *f*. Meat urinaire.

Section du testicule et du cordon spermatique

II

COUP D'ŒIL SUR LES MALADIES VÉNÉRIENNES.

Par ordre de gravité on considère trois maladies vénériennes : Le *chancre simple* ou *chancre mou*, la *blennorrhagie*, la *syphilis*. Ces affections résultent du coït impur ou de toute autre manœuvre entre sexes différents ou non, porteur l'un ou l'autre de maladies vénériennes.

Ces trois maladies sont absolument distinctes les unes des autres, elles sont essentiellement spécifiques, c'est-à-dire qu'aucune d'elles ne peut se déclarer spontanément; elles sont contagieuses et peuvent se transmettre d'un individu à un autre, soit directement, soit indirectement (transmission immédiate ou médiate).

Le Dr Fournier a dit que les maladies vénériennes n'étaient pas un certificat de débauche; en effet, elles peuvent être transmises par des linges, des pansements, des objets de toilette, des objets quelconques comme nous le verrons plus loin.

Le *chancre mou* ou *chancre simple* est un

ulcère virulent, siégeant ordinairement sur les organes sexuels, mais pouvant aussi se développer sur d'autres points du corps. Le chancre simple ne peut se reproduire que d'un autre chancre simple ou d'une lésion qui en dérive, grâce à un virus spécial, unique.

Le chancre simple, dans certains cas, peut parcourir toutes ses phases, se cicatriser et disparaître sans infecter l'économie. Accident purement local, il n'exerce aucune influence, aucun rayonnement morbide sur l'ensemble de l'économie. Son action peut bien s'étendre aux ganglions voisins, qu'il enflamme parfois de manière à produire un bubon qui suppure et dont le pus produit aussi le chancre, mais tout s'arrête là. Quand ces accidents ont disparu, l'individu revient à l'état de santé qu'il avait auparavant.

La *blennorrhagie* est une inflammation propre à certaines muqueuses, pouvant se transmettre par contagion d'un individu à un autre et dont le caractère essentiel est une sécrétion plus ou moins abondante de muco-pus, dans lequel on a découvert la présence d'un germe spécial : le gonocoque.

La muqueuse de l'urèthre, celle qui tapisse le gland et la face interne du prépuce sont, chez l'homme, les membranes les plus susceptibles d'être affectées de blennorrhagie. Chez la femme, les muqueuses vaginales et de la matrice et aussi celles de l'urèthre,en sont le siège habituel. Dans les deux sexes la conjonctive ou membrane muqueuse de l'œil et des paupières, peut en être également atteinte et devenir ainsi la proie d'une des maladies les plus redoutables, dont le résultat le plus ordinaire est la perte totale de l'œil.

La blennorrhagie n'a pas besoin d'être décrite, tout le monde connaît ses symptômes, mais ce qui est plus ignoré, c'est que cette affection, qui ne présente pas de gravité si elle est soignée dès son début, en acquiert une sérieuse quand elle passe à l'état chronique, surtout pour l'avenir.

Les complications principales de la blennorrhagie chez l'homme sont l'orchite, la cystite, la prostatite, les rétrécissements, les affections des reins, les rhumatismes spéciaux, etc. Le cœur peut être atteint, ainsi que le système nerveux, ce qui peut entraîner des paralysies graves. Les artrites blennorrhagiques peuvent déterminer des ankyloses incurables; l'orchite double est cause de stérilité.

Chez la femme on rencontre aussi la cystite, les rhumastismes et les lésions cardiaques et nerveuses; de plus, les complications atteignent souvent les ovaires, les trompes et déterminent des maladies qui demandent l'intervention chirurgicale.

La blennorrhagie n'est quelquefois pas virulente, elle prend alors le nom de blennorrhée et le muco-pus qui s'écoule ne contient pas de gonocoque. C'est cet écoulement simplement inflammatoire qui provient de l'abus du coït avec des femmes atteintes de flueurs blanches, cause à laquelle il faut ajouter encore une violente excitation, des libations, l'usage immodéré de la bière, et comme a dit Thierry de Héry : « Comme il advient à plusieurs excessifs et immodérés en compagnie de leur femme bien nette, lesquels par leur intempérance et par leur fréquent et violent coït, sont cause qu'il se fait une inflammation des dites parties. »

La blennorrhagie est extrêmement fréquente : le Dr Lisfranc a pu dire, sans exagération que, sur cent individus, il y en a au moins quatre-vingts qui l'ont eue, qui l'ont ou qui l'auront!

La blennorrhagie n'est ni constitutionnelle, ni héréditaire. La *Syphilis* constitue à elle seule le péril vénérien.

Elle est la plus redoutable des affections vénériennes. Elle n'atteint pas seulement l'homme dans sa santé physique, elle peut le frapper dans son intelligence, sa raison et jusqu'à sa descendance. Elle entraîne en effet, souvent avec elle, la stérilité, la mortalité infantile, le rachitisme, l'idiotisme, sans compter les communications inconscientes qui parfois introduisent le mal terrible dans les familles les plus pures et y fait les plus innocentes victimes.

Il n'y a pas encore longtemps qu'en Angleterre on soutenait que la vérole était d'essence divine et avait été inventée pour mettre un frein utile à la velléité fornicatrice et que le pape Léon XII, frappait le *condon* comme entravant les décrets de la providence « qui a voulu punir les créatures par ou elles avaient péché. »

A ces insinuations absurdes, Barthélemy répond justement : « Mais nous le demandons, sont-elles méritées ces syphilis, en si grand nombre, que les femmes mariées et honnêtes reçoivent de leur mari, soit que ce mari, syphilisé dans sa vie de garçon, se soit présenté prématurément au mariage, soit qu'il ait contracté la maladie après le mariage?

« Sont-elles méritées aussi ces syphilis en si grand nombre que les nourrices reçoivent de leur nourrissons, pour les transmettre ensuite, soit à leurs enfants, soit à leurs maris, soit à d'autres nourrissons? Sont-elles méritées encore ces syphilis que les nourrissons reçoivent de leurs nourrices?

« Etait-elle méritée, la syphilis de cette petite fille qui fut infectée par sa petite bonne? Celle-ci tenait son mal d'un soldat de la garnison. La mère ne tarda pas à être contaminée par son enfant et le père, déjà souffrant il est vrai, ne tarda pas à succomber à si grands chagrins. »

Et toutes ces syphilis d'origine non vénériennes qui résultent d'un simple contact accidentel, syphilis vaccinales, des enfants par les jouets, des médecins, des sages-femmes, des infirmiers, des parents, des malades, etc., etc?... sont-elles méritées?

C'est pourquoi nous ne saurions conclure que par cette phrase ci-jointe du Dr Fournier :

« L'expérience clinique nous montre chaque jour la syphilis rebondissant du bouge le plus infect au foyer le plus honnête... Conséquemment poursuivre la syphilis de la prostituée, c'est protéger *ipso facto*, la femme honnête et l'enfant innocent; agir autrement, c'est commettre un non-sens en hygiène. »

La marche de la syphilis comprend trois périodes : une période initiale, une période secondaire, une période tertiaire.

Dans la première on observe une lésion locale appelée chancre infectant, développée après une incubation de quinze à vingt-cinq jours, au point du contage qui se trouve sur une partie de la peau ou de la muqueuse des orifices naturels du corps, le plus ordinairement sur les organes génitaux. Cette lésion s'accompagne de gonflements des ganglions des aines, des aiselles, du cou, sous les mâchoires ou au derrière de la tête, selon la localisation du chancre.

Dans la seconde période, qui se montre six semaines après le début du chancre, on voit apparaître les troubles de la santé générale, sous forme de maux de tête, de douleurs osseuses et musculaires; des accidents partout sur la peau, sur les muqueuses des orifices naturels, sur les organes profonds, accidents qui évoluent pendant les deux ou trois années qui suivent l'infection, sans présenter de gravité, en guérissant spontanément la plupart du temps.

Dans la troisième période, qui se montre habituellement de nombreuses années après l'infection, on trouve sous la peau, sur les muqueuses et dans les organes profonds, des lésions remarquables par la gravité de leurs évolutions et par leur résistance à la guérison spontanée.

Les accidents tertiaires, dans certains cas de syphilis maligne, peuvent néanmoins se développer après la première période.

En résumé, la syphilis est une maladie qui procède par un envahissement lent, continu de l'individu en allant de la surface à la profondeur de son organisme.

La vérole est toujours une affection redoutable, surtout pour ceux qui la dédaignent, elle est au contraire bénigne pour ceux qui savent combien elle est dangereuse. Sans être absolument curable, la syphilis peut être rendue stérile et inoffensive à la condition expresse de se soumettre à un traitement rationnel et prolongé pndant un laps de temps plus ou moins long, suivant sa malignité.

III

MODE D'ACTION DE LA CONTAGION

Syphilis.

Toutes les solutions de continuité peuvent donner occasion à la contagion, aucune observation n'autorise à croire qu'une humeur virulente, déposée sur un point parfaitement sain des téguments, puisse y déterminer, par son contact irritant, une inflammation ulcéreuse et s'ouvrir ainsi des voies d'absorption.

Les petites déchirures qui se produisent aux organes génitaux dans le coït, les gerçures ou les excoriations accidentelles des doigts, des lèvres ou du mamelon, les coupures de rasoir, les érosions de la muqueuse génitale dans les diverses formes d'affections de ces parties tant chez la femme que chez l'homme, les ulcérations herpétiques, etc., sont des portes d'entrées au virus syphilitique.

Les lésions spécifiques, au contact desquelles s'opère le plus souvent la contamination, sont les plaques muqueuses qui ont leur siège au niveau des orifices naturels; leur surface érosive est sans cesse recouverte de débris de tissus imprégnés de virus, ou laisse, à la moindre irritation, suinter une humeur virulente.

L'accident primitif, le chancre induré, n'est pas moins dangereux, mais il est le plus souvent unique et n'a pas une durée bien longue comparée à celle des plaques muqueuses, qui sont presque toujours nombreuses, tenaces et récidivantes.

Les contacts prolongés et multipliés favorisent la pénétration du virus et les frottements capables de produire des éraillures de l'épiderme ou l'échauffement des parties, jouent aussi un rôle de condition adjuvente en rendant les contacts plus intimes; mais ce n'est qu'un élément d'importance secondaire; l'inoculation avec la lancette, dont l'effet est fatal, prouve bien que les parties sur lequelles agit le virus sont tout à fait indifférentes.

Une condition sans laquelle la contagion ne peut avoir lieu est la *réceptivité* du sujet soumis à l'action du virus. Elle ne fait absolument défaut que chez les syphilitiques; la vérole est, en effet, parmi les maladies infectieuses virulentes, une de celles qui présentent au plus haut degré la propriété d'assurer l'*immunité* à ceux qu'elle a frappés.

L'immunité acquise à la suite d'une première atteinte de syphilis est un fait incontestable que l'observation démontre pendant la durée des manifestations secondaires, l'inoculation est négative, comme dans la première période.

Les conditions nécessaires pour que la contagion se produise, peuvent se trouver réunies de deux manières; le plus fréquemment, il y a des rapports directs entre celui qui la transmet et celui qui subit la contamination, et une surface chargée de produits virulents est mise en contact avec une partie susceptible de laisser pénétrer le virus, c'est la contagion *immédiate* dont le mode le plus ordinaire est la contagion par rapports sexuels. Dans d'autres circonstances, la matière virulente est transportée par l'intermédiaire d'une tierce personne ou d'un objet quelconque et passe ainsi d'un sujet syphilitique à celui qui est contaminé, sans qu'il y ait eu de rapprochement direct entre l'un et l'autre; la contagion est alors *médiate*.

La cause la plus commune de la syphilis se trouve dans le commerce sexuel. La vérole est, au premier chef, une maladie vénérienne : « Si l'on a égard aux causes, dit Bethencourt, ainsi qu'à mon sens il convient, on la dira, à bon droit, fille de Vénus ». Pour cette raison, l'accident primitif, le chancre induré, s'observe surtout aux parties génitales.

Il va s'en dire que les formes anormales du commerce sexuel, inventées par la luxure ou par l'instinct génésique dépravé, peuvent devenir aussi l'origine de la vérole. Il en est de même des attentats à la pudeur et dans les grands centres, un certain nombre d'enfants et surtout de petites filles, sont chaque année maléficiées à la suite de sévices inspirés par des passions immondes, ou par un grossier préjugé qui fait croire aux vérolés qu'ils se débarrasseront de leur mal en le donnant à une vierge!

Les contacts de bouche à bouche, dans les caresses de l'amour ou de la plus innocente tendresse, sont des occasions fréquentes de contagion; la bouche est un foyer actif de la vérole et le danger est d'autant plus grand qu'il est très souvent méconnu, les lésions virulentes peuvent être très longtemps inaperçues. Le mal peut ainsi s'étendre à un grand nombre de personnes; c'est un péril qui menace surtout les enfants : une jeune fillette reçoit, avec un baiser, la syphilis qui débute par un chancre de la lèvre, le mal passe pour une gerçure vulgaire et insignifiante et n'en devient pas moins une source de contagion; c'est d'abord la petite sœur qui prend un chancre à la bouche, puis la mère et deux autres enfants qui sont infectés.

Dans un couvent de Sorrente, d'après Musitanus, plusieurs religieuses prirent la vérole pour avoir embrassé un enfant que soignait une femme syphilitique.

Combien de fois la syphilis n'a-t-elle pas été introduite dans d'honorables familles par des servantes qui ne ménageaient pas leurs dangereuses caresses aux enfants confiés à leurs soins?

Ce n'est pas seulement aux lèvres que le baiser porte contagion, mais à divers points de la face, aux paupières, et plus fréquemment encore à la langue et jusqu'à la gorge, où la salive mêlée d'humeurs virulentes peut être attirée par la succion ou portée par des mouvements de déglutition.

L'allaitement a été toujours considéré comme une des circonstances les plus favorables à la contagion. Dans un fait célèbre que rapporte Lusitanus, un nouveau-né vérolé communiqua le mal à sa nourrice. La syphilis se propageant à l'entour, neuf personnes furent infectées. Ambroise Paré indique cette diffusion du mal dans le cas d'une nourrice malsaine qui infecte le nouveau-né qui lui a été confié. — Icelle nourrice avoit la vérole, et la bailla à l'enfant, et l'enfant à la mère, et le mary à deux aultres petits enfants qu'il faisoit ordinoirement boire et manger, et souvent coucher avecque luys, non ayant cognaissance qu'il fut entaché de cette maladie. —

C'est par le contact des lésions virulentes et non pas l'ingestion du lait que le nourrisson est infecté.

Fournier cite deux observations suivantes :

« Une nourrice vérolée entre dans un jeune ménage et donne la syphilis à l'enfant qui lui est confié; l'enfant, dont le mal est d'abord méconnu, transmet la contagion: 1° à sa mère, 2° à sa grand'mère, 3° et 4° à deux bonnes, vierges toutes deux et irréprochables, 5° enfin, quelques mois plus tard, la jeune mère infecte son mari. »

« Dans le second cas, c'est un nourrisson vérolé qui ouvre la série; la nourrice infectée a un irritis et perd l'œil, elle contamine son mari et son enfant, qui meurt; un deuxième enfant naît avec la syphilis et meurt également. »

Les petites plaies ou les excoriations de la main et surtout des doigts, peuvent être infectées par le virus au contact de besoins syphilitiques. Le toucher vaginal en est l'occasion la plus commune. On sait que ce fut une sage-femme qui donna l'origine à la petite épidémie connue sous le nom de Sainte-Euphémie; le même fait se produisit à Brive en 1874; une accoucheuse infecta plusieurs de ses clientes.

Les circonstances dans lesquelles la contagion médiate peut se produire sont si nombreuses qu'on ne saurait prétendre les énumérer toutes. Ce mode de transmission contribue, pour une grande part, à la diffusion de la syphilis au milieu de populations qui vivent absolument étrangères aux lois de l'hygiène et qui rien ne met en garde contre les dangers de la vie en commun.

Deux expériences de Cullerier ont démontré que le pus du chancre simple, déposé dans les voies génitales de la femme peut y séjourner impunément pour celle-ci et communiquer cependant ses propriétés virulentes aux humeurs vaginales. Il en est de même pour la syphilis. Dans un cas rapporté par Ricord, c'est l'homme qui fut l'intermédiaire dans ce transport de virus, et qui, sans être infecté lui-même, transmit la vérole d'une ancienne maîtresse à sa jeune femme; il avait le gland recouvert par un prépuce très long et il était passé, sans prendre aucune précaution, du lit de l'adultère dans la couche conjugale.

Comme on le voit, d'après ce mode de contagion, un homme peut contracter la syphilis avec une femme parfaitement saine : il suffit pour cela que du virus syphilitique ait été récemment déposé dans ses organes par un précédent adorateur. Le dernier venu le prend pour lui, et il peut alors se faire que le curage soit assez complet pour qu'il ne reste rien sur place, et que la femme se trouve ainsi préservée par cet aimable et galant procédé. De pareils faits ne doivent pas être rares dans les maisons de débauche, que nombre d'individus, qui se feraient un scrupule de communiquer leur mal à une femme libre, considèrent comme autant de collecteurs officiels où ils peuvent impunément et sans remords assouvir leur brutalité.

La communauté d'objets usuels est une cause fréquente de contagion. Tous les objets qui passent de bouche en bouche peuvent transmettre la vérole. Dans bien des cas, c'est une cuiller qui a été l'instrument de la contagion. Une fois c'est une dame qui a l'habitude de goûter après sa cuisinière et avec la même cuillère qu'elle, les mets que celle-ci préparait. Bien plus souvent, c'est une garde ou une aïeule qui, en prenant soin d'une petite syphilitique — à cet âge où l'on ne fait manger les enfants qu'en mangeant plus ou moins avec eux — ont contracté des chancres des lèvres et de la gorge.

Il faut citer les bouteilles, les pipes, les cigares, certains jouets d'enfants, la brosse à dent, les instruments de musique, etc.

Le rasoir du barbier peut transmettre la contagion d'un sujet à un autre, mais le plus souvent, les coupures qu'il fait favorisent seulement la contagion, qui se produit ensuite dans un contact impur.

Il est enfin une opération de pratique journalière qui a, plusieurs fois, contribué à la diffusion de la syphilis, c'est la vaccination. Bien qu'il paraisse que le virus syphilitique soit contenu uniquement dans le sang et non dans les pustules, il est plus sage de n'accepter que les enfants âgés d'au moins deux à trois mois et qui sont, ainsi que leurs mères, exempts de toute trace de vérole.

Le chancre simple

Comme il a été dit, le chancre simple, ou chancre mou, est une maladie spécifique, consistant en un ulcère qui sécrète un pus virulent et auto-inoculable; maladie essentiellement locale et ne déterminant jamais à sa suite aucun symptôme qui puisse être rapporté à une infection constitutionnelle.

Le Dr Fournier a remarqué que le chancre simple, commun dans la basse classe, devient de plus en plus rare, relativement au chancre syphilitique, à mesure que l'on s'élève dans l'échelle sociale. Voici pourquoi :

Les gens du peuple vont généralement gagner leurs chancres dans les maisons de prostitution de bas étage, maisons peuplées surtout de vieilles prostituées, syphiliques émérites, à l'*épreuve de la syphilis*, et ne

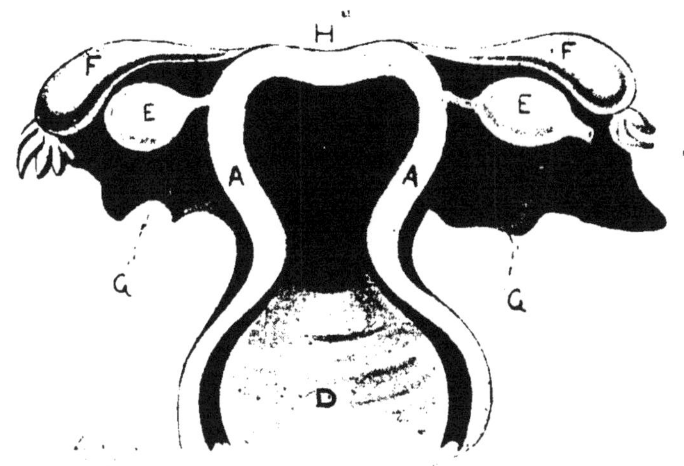

COUPE DE LA MATRICE, ET ANNEXES

A. Corps de la matrice — B. Cavité — C. Ouverture du col — D. Vagin — E. Ovaires — F. Trompe de Fallope — G. Ligaments de la matrice — H. Fond de la matrice.

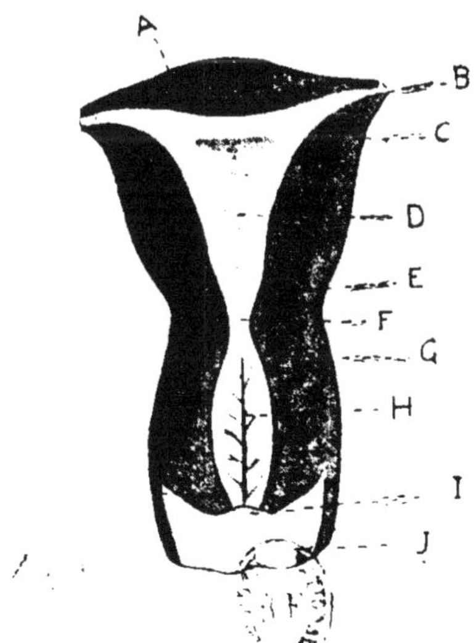

COUPE DE LA MATRICE A L'ETAT ORDINAIRE

A. Fond — B. Ouverture utérine des trompes — C. Paroi utérine — D. Cavité du corps — E. Anneau — F. Isthme — G. Orifice interne — H. Arbre de vie — I. Orifice externe — J. Vagin et culs-de-sac latéraux.

pouvant plus guère transmettre que le chancre mou ou la blennorrhagie, pour lesquels il n'existe aucune immunité. Dans les classes riches, au contraire, on recherche surtout les femmes qui se livrent à la prostitution clandestine. Or, ces femmes, jeunes pour le plus grand nombre, sont insoumises aux règlements et aux visites et sont, le plus souvent, atteintes de chancres infectants, soit d'accidents syphilitiques secondaires.

Les prostituées de basse classe, lorsqu'elles viennent à être affectées de chancres simples, ne se traitent guère et n'interrompent pas leur vie habituelle — il faut bien vivre! — Celles, au contraire, de classes élevées, ont en générale des ressources qui leur permettent de se traiter et de tenir leurs amants à l'écart pour un certain temps. Ajoutez que, d'ailleurs, elles sentent bien mieux la nécessité de se traiter pour un chancre simple, affection douloureuse, aiguë, inquiétante et non susceptible de passer inaperçue, que pour des accidents éloignés d'une maladie qu'elles croient toujours éteinte, accidents souvent légers, indolents, n'éveillant que peu ou pas d'attention et pouvant même être ignorés de bonne foi. C'est à ce titre que les filles de cet ordre sont bien plus dangereuses au point de vue de la syphilis qu'à celui du chancre simple.

Le chancre simple est une maladie vénérienne par excellence, car 99 fois sur 100 elle dérive du coït. A ce point de vue, il diffère du chancre induré ou syphitique, lequel, bien que très habituellement vénérien d'origine, procède cependant, pour un certain nombre de cas, de causes étrangères à l'union sexuelle. Néanmoins, le chancre simple peut dériver du simple dépôt du pus virulent sur une surface muqueuse. Tous les contacts possibles, tous les attouchements imaginables qui peuvent transporter le virus sur un point du corps, peuvent, par cela même, développer un chancre en ce point.

« La condition la plus favorable à la contagion, dit Ricord, est une solution de continuité, une écorchure, une éraillure, une plaie d'origine quelconque siégeant sur les organes qui se trouvent exposés. C'est, en effet, sur les parties les plus susceptibles de se laisser érailler ou déchirer dans le coït, que nous voyons le chancre se développer le plus habituellement. Cela explique, par exemple, sa prédilection pour le frein, la rainure, la muqueuse du prépuce, la commissure inférieure de la vulve, etc.

La blennorrhagie

Il existe deux genres d'écoulements dans la blennorrhagieou chaude pisse, l'un est infectant et est produit par un muco-pus spécial contenant un micro-organisme, le gonocoque. L'autre écoulement, né d'un échauffement, n'est pas virulent. La blennorrhagie virulente ne peut provenir que d'un contact du virus de même qualité.

La blennorrhagie, chez la femme, est caractérisée par une tuméfaction de toutes les parties externes de son sexe et par de nombreuses ulcérations siégeant aux muqueuses internes.

Alors le muco-pus se forme en abondance et exhale une odeur fétide caractéristique.

Lorsque l'inflammation est ancienne, c'est-à-dire qu'elle dure plus de six semaines, on observe une teinte violacée des surfaces malades avec piqueté rouge et l'écoulement est alors moins abondant.

Quand la blennorrhagie arrive à son déclin, elle ne présente plus qu'un léger écoulement que l'on a prétendu ne pas être dangereux, mais on a observé aussi qu'il le devient au moment des règles. Le cas suivant, rapporté par le Dr Guérin, mérite qu'on s'y arrête.

« Une femme contracta une blennorrhagie avec son mari. Après avoir fait ce que son médecin lui prescrivit, elle se croyait parfaitement guérie, lorsqu'elle devint veuve.

« Comme beaucoup de femmes qui n'ont jamais eu de maladies vénériennes, elle remarquait bien que son linge était taché avant et après ses règles, mais dans l'intervalle des deux époques menstruelles, elle n'avait pas le moindre écoulement qui put constituer soit une leuchorrée soit une blennorrhagie.

« Trois ans après la mort de son mari, elle devint éperdument amoureuse d'un homme marié qu'elle voyait tous les jours dans le monde : malgré son désir de rester vertueuse, il arriva que le lendemain de la cessation de ses règles, elle succomba, et quelques jours après, je reçus la visite de son complice qui commençait à douter de sa vertu. Je reconnus de suite qu'il avait une chaude pisse, caractérisée par des douleurs dans l'urèthre et par un écoulement de matière muco-purulente de couleur jaunâtre.

« En pareil cas, les hommes veulent toujours être victimes de l'acuité de l'humeur qui suit les règles, aussi je prêtai peu l'oreille à l'histoire qu'il me racontait. Je lui affirmai que, suivant toute probabilité, la femme avec qui il avait eu des relations, avait la chaude-pisse.

« Le lendemain, une jeune dame vint me demander de la visiter avec soin et, à son insistance, je devinai la femme que j'avais incriminée la veille.

« En déprimant la fourchette avec le doigt, je ne fis écouler ni pus, ni mucus, je pressai l'urèthre et ne constatai ni rougeur, ni suintement. J'examinai au spéculum et je ne vis sur les parois du vagin qu'un peu de mucus blanc, ne différant en rien de celui que la membrane muqueuse du vagin sécrète chez les vierges. Cette dame avait fait en voiture plus d'une lieue pour venir chez moi, il y avait plus d'une heure qu'elle était habillée et sa chemise n'avait pas la moindre tache.

« Quand elle me demanda ce que je pensais de son état, je lui répondis que je la croyais parfaitement saine, si son attitude, en entrant chez moi, ne m'avait fait deviner qu'elle venait se soumettre à l'examen d'un juge.

« Elle m'avoua qu'elle était la femme que j'avais soupçonné et, pleurant à chaudes larmes, elle me dit combien elle était malheureuse du mal qu'elle avait causé; elle m'avoua la blennorrhagie contractée avec son mari. elle me dit que les pertes blanches qu'elle avait après ses règles lui paraissaient la seule explication qu'elle pût donner à la maladie de son amant.

« Bien que l'acte vénérien eût suivi de près l'époque menstruelle, cette explication ne me paraissait pas suffisante. Je procédai à un nouvel examen et, en pressant sur le canal de l'urèthre avec le doigt introduit dans le vagin, je vis une toute petite gouttelette de mucus blanc. C'était évidemment le reste de l'ancienne blennorrhagie, mais il y en avait assez pour que la maladie se transmit. »

A l'époque ou le Dr Guérin fit cette observation, le Gonocoque n'avait pas été encore découvert. Dans la gouttelette du mucus trouvé, le microscope aurait révélé la présence du microbe de la blennorrhagie qui, réfugié dans l'urèthre, n'en sortait qu'à la suite de l'inflammation des organes genito-urinaires, provoquée par les règles.

Une erreur populaire très accréditée est que la blennorrhagie chronique ou goutte militaire ne peut se transmettre. Or, il est absolument démontré que la virulence du gonocoque est considérable à toutes les époques de son évolution. Elle découle de la présence même du microbe dans la muqueuse uréthrale, et cette virulence se réveille et se complique promptement sous l'action de diverses conditions. Les malades atteints de goutte militaire portent longtemps leur affection sans le savoir, en raison de l'absence de symptômes, et ils croient de bonne foi qu'elle n'est pas contagieuse; dès lors ils se livrent au coït sans connaître les conséquences malheureuses de leur acte.

IV

DES PRÉSERVATIFS MÉDICAMENTEUX

Après les temps d'ignorance où l'on croyait que la syphilis pouvait se transmettre à distance et se propager à la manière des maladies épidémiques, lorsqu'on sut que cette terrible affection ne se communiquait que par le coït où par tout autre contact, on s'ingénia à découvrir des agents directs de préservation, c'est-à-dire des substances capables de neutraliser le poison vénérien.

Les premiers liquides proposés en lavages, ce furent des caustiques. Nicolas Massa recommanda le vinaigre. Le jus de citron a joui d'une grande faveur.

Le fameux médecin Falope, vanta diverses lotions faites sur la verge avec des liquides vulnéraires tirés du mercure et du bois de Jaïac, ainsi qu'une enveloppe de linge séché après avoir été préalablement trempé dans une décoction de plantes aromatiques et astringeantes.

Petronius recommanda les lotions d'urine et d'eau-de-vie camphrée.

Ettemuler de Leipsick conseilla des lavages à l'essence de térébenthine mêlée de vin.

De Mathon conseilla des lotions avec une solution d'alun.

Waran, médecin anglais, préconisa avant le coït un graissage avec une pommade astringente et de suite après des lotions et des injections avec une lessive alcaline.

De Préval préconisa un mélange d'eau distillée, d'eau de chaux, d'alcool et de sublimé. Ce qui lui valut d'être rayé de la liste des docteurs régents de la Faculté. Cette Faculté profita même de l'occasion pour flétrir tous les préservatifs, comme ouvrant la porte au libertinage et conduisant au déréglement dont devaient souffrir la population, le bon sens et la pureté des mœurs! (1772).

En 1774, le Dr Peyrilhe proposa l'ammoniaque étendu d'eau.

La lotion antivénérienne si connue à cette époque, n'était autre chose qu'une solution légère de potasse caustique.

Le remède de Hunter était une solution de sublimé dans de l'eau de chaux.

Un peu plus tard, Malapert fit des essais avec du chlorure de soude et de chaux. Il paraît que des lotions et des injections chlorurées ayant été prescrites à plusieurs individus qui s'exposaient fréquemment avec des femmes, pas un seul ne contracta le mal vénérien.

Ricord a également recommandé des lotions chlorurées (de l'eau contenant un cinquième de liqueur de Labaraque).

Les acides, les alcalins étendus d'eau, l'alcool, le vin, la solution de sulfate de zinc, de sulfate de cuivre, ont paru au célèbre professeur de quelque utilité, pour neutraliser le virus qui avait été déposé sur une surface saine.

Rolet, de Lyon, proposa le préservatif à base de perchlorure de fer.

Langlebert communiqua à l'Académie de

médecine une préparation dont il assurait l'efficacité, elle est ainsi formulée :

Alcool rectifié .... 30 grammes
Savon de toilette .... 10 »

Faites dissoudre le savon dans l'alcool, filtrez et ajoutez :

Essence de citron .... 5 grammes

L'auteur s'exprime ainsi sur ce produit : « L'effet prophylactique de ce liquide, expérimentalement démontré est le résultat d'une double action; d'une part l'alcool et l'essence étant des substances très volatiles, pénètrent rapidement les tissus et neutralisent par leur activité spéciale le virus syphilitique qui aurait pu s'y introduire; d'autre part, le savon qui entre en grande proportion dans le mélange, permet un lavage aussi complet que possible de tous les points où le même virus n'aurait été que superficiellement déposé. La consistance oléagineuse du liquide facilite singulièrement son application. Il suffit, en effet, de verser quelques gouttes sur les parties qui viennent de subir le contact suspect, et de les étendre ensuite au moyen du doigt. La seule sensation qu'il procure est une légère cuisson, qu'une simple ablution d'eau fraîche fait immédiatement disparaître. Ajoutons enfin que ce liquide n'a pas l'inconvénient de tacher le linge, et que le mélange dont il est formé, au lieu de constituer une drogue repoussante, en fait, au contraire, un cosmetique d'une odeur agréable et d'un usage en tout approprié aux délicates exigences du moment. »

Cette préparation ne contenant rien de nuisible, pourrait avoir une valeur autrement réelle que celles préparées avec des produits caustiques ou acides, car ceux-ci sont irritants et dangereux.

Il faut aussi remarquer que l'application n'est pas très aisée, pas plus pour la femme que pour l'homme. Pour la femme surtout, chez qui les injections, telles qu'on les pratique, n'atteignent pas le résultat. En effet, tout jet de liquide poussé dans le vagin avec des instruments ordinaires, est insuffisant pour nettoyer et chasser le muco-pus de tous les points de la muqueuse qui forme tant de replis dans le vagin.

On recommande toujours, non seulement les ablutions, d'une part, aux filles publiques avant le moment du rapprochement, mais encore, d'autre part, à l'homme, le lavage fait avec soin des parties génitales après chaque coït. Mais toutes ces précautions ne peuvent être prises par ce dernier que dans certains cas exceptionnels. En effet, il existe, surtout dans les grandes villes, des femmes galantes ayant de certaines manières, de certaines allures, où se montre quelquefois une délicatesse regrettable, mais qui laisse survivre l'illusion. Pour elles, il n'y a aucune précaution et c'est de cette façon, dans la plupart des cas, que les jeunes gens du monde sont infectés.

En résumé, l'eau légèrement aromatisée d'eau de cologne ou mieux d'une solution de sublimé nous semble suffisante.

V

TERRIBLE IMPRUDENCE A ÉVITER

Tout individu atteint de blennorrhagie doit éviter avec le plus grand soin de porter à ses yeux soit la main, soit un objet quelconque, linge ou éponge, sur lesquels le pus provenant de l'écoulement pourrait être accidentellement déposé. En effet le virus blennorrhagique appliqué, même en quantité infinitésimale sur l'œil, provoque l'ophtalmie purulente.

Cette terrible maladie débute d'une manière foudroyante. Le sujet éprouve d'abord une sensation douloureuse qui peut être comparée à celle que ferait naître, par sa présence, un corps étranger, par exemple, des grains de sable entrés entre la paupière et le globe de l'œil. Bientôt après, la paupière supérieure rougit; elle se gonfle, se boursoufle, s'allonge dans le sens vertical et tombe sur la paupière inférieure, qu'elle recouvre presque entièrement sans pouvoir se relever d'elle-même, n'obéissant plus ni au jeu des muscles, ni aux efforts de la volonté.

Si, avec les doigts, on soulève cette paupière, on peut constater que la muqueuse est d'un rouge vif, écarlate; il s'en échappe un écoulement qui, séreux d'abord, ne tarde pas à devenir très épais, jaune, verdâtre, purulent. Ce liquide est tellement âcre, qu'en se répandant sur les joues, il enflamme la peau et la corrode. Un anneau épais, charnu, très rouge, se forme autour de la cornée transparente qu'il encadre. La douleur s'exaspère, devient de plus en plus intolérable elle s'irradie de l'orbite aux régions temporales, au front et quelquefois jusqu'aux mâchoires. Dans certains moments même, la douleur est si forte que la tête entière est traversée par des élancements terribles, qui arrachent des cris aux plus courageux.

Cependant la cornée résiste encore; elle jette même un éclat plus ardent, plus brillant que de coutume; on dirait qu'elle lutte et se débat contre le mal qui l'envahit. Mais bientôt elle se trouble, un nuage grisâtre voile sa transparence; puis elle se ramollit, s'ulcère ou se boursoufle. Quelquefois même, frappée de mort par l'étranglement inflammatoire, elle se détache et tombe comme un verre de montre, entraînant avec elle le cristallin et enfin tout le globe occulaire.

Le malade n'éprouve pas ces seuls symptômes, il est en proie à une fièvre très vive, une céphalogie violente, à l'agitation, à l'insomnie, et une vive anxiété s'empare de lui. Quelquefois il est frappé de stupeur et paraît être insensible à tout ce qui se passe autour de lui; quand à la vision, elle est toujours profondément altérée si elle n'est pas abolie complètement.

Vingt-quatre heures suffisent pour que l'œil soit complètement détruit!

VI

OPÉRATION PRÉVOYANTE

Parmi les mesures de prévoyance sexuelle, il en est une qui, observée par presque tous les peuples de l'Orient, et faisant partie des lois religieuses, que l'on voudrait voir prendre place dans nos mœurs : c'est la circoncision. Le Dr Langlebert en a fait ressortir, d'une façon spirituelle, les avantages dans le récit suivant :

« Abraham L... et Lucien P... sont à peu près du même âge; ils font les mêmes études et leur intimité est de tous les jours. Abraham, son nom l'indique, est d'origine juive; Lucien est catholique, mais, comme le diable, il attend d'être vieux pour se faire ermite.

— Quelle chance est la tienne, dit ce dernier à son camarade; toi et les hommes de ta race, au moins ceux que je connais, vous ne vous plaignez que rarement de ces accidents qui pour nous, au contraire, ne sont que trop communs à la suite des aventures de garçons. Etes-vous donc protégés par quelque talisman mystérieux? Jéhovah veille-t-il constamment sur vous?

— C'est chose certaine, répond le juif d'un air demi-sérieux. Jéhovah veille, ou du moins a veillé sur nous, en ordonnant, par la bouche de Moïse, que tous les juifs soient circoncis le huitième jour de leur naissance. C'est à cette opération de prévoyance que nous devons notre immunité relative. Regarde le marin exposé au plein air de l'Océan; le laboureur qui peine pendant la plus grande partie du jour couché sur le manche de sa charrue; le soldat, lorsque depuis longtemps il a entrepris une rude campagne; leur visage a bruni, leur peau est devenue plus dure et ils supportent, sans la moindre atteinte apparente, mille influences qui les auraient blessés si, vivant toujours cloîtrés, ils avaient conservé une peau trop fine et trop délicate.

— J'entends; mais chaque médaille a son revers; et, malgré les périls, je préfère encore les situations vives, raffinées du citadin, aux sens émoussés du laboureur.

— Erreur, grande erreur, mon cher ami. Nous vivons libres, en plein air, au lieu d'habiter une étroite chambre d'où l'on ne peut sortir qu'avec peine, d'où souvent même l'on ne sort pas, chambre aérée, et difficile à parfaitement lustrer. Au lieu d'étouffer dans un milieu trop étroit, de faire d'impuissants efforts pour se dégager, au lieu de ne rencontrer que de la gêne, de la douleur parfois, l'homme libre ne ressent jamais que joie et plaisir.

— Ainsi sécurité plus grande, plaisir plus durable, progéniture mieux assurée, vos familles nombreuses en sont la meilleure garantie, tels sont les avantages que vous retirez de votre état. Vos pères furent prévoyants, je voudrais bien aussi, devenir homme libre, mais je crains trop le coup de rasoir libérateur.

— La douleur! mais qu'importe, puisque l'anesthésie la rend insensible!

VII

Prophylaxie générale

Nous n'avons pas la prétention de faire ici, une étude d'hygiène sociale, nous voulons seulement indiquer, afin qu'on en tire quelque profit,certaines considérations formulées par de notables médecins syphilographes.

« Si une personne a le droit de disposer comme elle l'entend de son corps, dit le Dr Barthélemy, d'aller le vendre, il est indispensable que cette marchandise, comme tout autre, ne soit pas avariée et qu'elle ne constitue pas, pour le consommateur, ni duperie, ni péril. Or, comme dans l'espèce il est trop tard, quand le mal est fait, il faut le prévenir, et il n'est pas d'autre garantie que le contrôle préventif... De telles marchandises, la société a le devoir de les exiger saines!... Il n'y a donc pas à hésiter, il faut réglementer, assainir la prostitution, ce n'est certes pas *là, travailler pour la débauche*, c'est *travailler pour la santé.* »

Le même auteur dit encore plus loin : « Nous le répétons, nous n'hésitons pas à aspirer au temps idéal ou toute prostitution sera supprimée, par ce simple mais merveilleux fait que chaque homme aura à jamais une seule et même femme et réciproquement. En attendant il faut agir contre la vérole. Le mal est en permanence, prenons des garanties contre un fléau qui n'admet pas de trève. Eh bien, *en fait de garanties, il n'en existe pas en dehors de la réglementation.* Il faut d'une part, supprimer, anéantir la prostitution libre, clandestine, celle qui répand toutes les mauvaises semences, parce qu'elle échappe à toute surveillance, et, d'autre part, assainir la prostitution reconnue, tolérée. Il faut non supprimer, mais assainir. Si nous protestons contre la provocation, c'est surtout parce que nous sommes certains que toutes celles qui la pratiquent ne sont pas saines de corps. Ce n'est pour ainsi dire qu'une question de voirie que nous traitons ici. En vérité, nous admirons l'utilité du projet voté par le Conseil d'hygiène de la Seine. — Le nombre des chiens enragés devient considérable. Il est indispensable de débarrasser sans retard la voie publique de tous les chiens errants, véritables *propagateurs de la rage*, etc. — A bon entendeur, salut! »

« La femme seule fait commerce de son corps, et c'est à titre de commerçante qu'elle doit être surveillée. Quiconque l'imiterait, serait passible des mêmes obligations. »

Le Dr Barthélemy nous montre le danger de la prostituée libre, au lecteur de se défier de ces sortes de femmes. Il engage ceux qui se risquent avec elles de leur réclamer la carte de santé et d'en vérifier l'exactitude.

« Dès lors, ceux qui négligeront cette précaution, ceux à qui on refusera le visa de la carte, ceux enfin qui s'exposeront sans réflexion et de parti pris, n'auront, s'il leur arrive malheur, qu'à s'accuser eux-mêmes et ne pourront réellement incriminer l'incurie sociale. »

Il a été proposé pour les hommes qui visitaient les maisons de tolérance, qu'ils soient soumis à une visite par une matrone choisie, compétente pour ce service et qui aurait pour mission d'interdire l'entrée à tout consommateur dangereux pour la santé publique. Mais il est à craindre que peu d'hommes consentent bénévolement à cette visite; il est vrai que la seule obligation de cette formalité suffirait à en éloigner les hommes malades.

« Les ravages causés par la syphilis, dit le Dr Vibert, ne sont que trop connus. L'individu qui a contracté cette maladie en subit les atteintes pendant un temps très prolongé et reste exposé presque indéfiniment à des accidents graves et souvent mortels. Pendant une longue période, la syphilis se traduit chez lui par des manifestations contagieuses, et, soit par ignorance, soit par une coupable indifférence, il communique souvent sa maladie à de nombreuses victimes. Quand après une guérison qu'il croit de bonne foi réelle et qui trop souvent n'est qu'apparente, le syphilitique se marie, très fréquemment les enfants qu'il procrée meurent avant de naître ou peu de temps après avoir vu le jour; ceux qui survivent, quand ils ne sont pas syphilitiques, restent singulièrement prédisposés à une débilité constitutionnelle, qui en fait tant de valétudinaires exposés à une mort précoce ou à une existence minable et stérile. » De là, urgence des moyens prophylactiques.

Comme la vérole se transmet presque toujours par la copulation, il est évident que, si ceux qui en sont atteints, s'abstenaient de rapports sexuels, cette maladie disparaîtrait presque complètement. On a donc proposé, pour obtenir cette continence des sujets vérolés, de les rendre responsables de la transmission; c'est-à-dire de les condamner à payer à la victime des dommages-intérêts, et en outre dans certains cas de leur infliger une peine correctionnelle.

Le Dr Desprez a développé cette proposition, il a pensé que l'article 1382 du code civil pourrait être appliqué aux cas de transmission syphilitique; cet article est ainsi conçu : — Tout fait quelconque de l'homme qui cause à autrui un dommage, oblige celui par qui la faute duquel il est arrivé, à le réparer. — Ou bien, de faire ajouter celui-ci : — Tout individu qui aura communiqué un mal contagieux à autrui, en connaissance de cause, sera condamné à une peine de deux mois, à dix mois de prison, sans préjudice de dommages-intérêts pour la victime. Tout individu qui aura communiqué, sans le savoir, un mal contagieux, sera simplement condamné à dommages-intérêts au profit de la victime. Le juge pourra toutefois ordonner que le malade inconscient sera consigné dans un hôpital, d'où il ne sortira qu'après constatation médico-légale de sa guérison.

Cette loi est inacceptable. Comment s'y prendrait le juge pour apprécier la défense de l'accusé qui, alors même qu'il ne nierait pas, avoir eu des rapports sexuels avec sa soi-disant victime, ne manquerait pas d'alléguer que celle-ci a été contaminée par un autre que lui. Comment le juge, même en ordonnant sur la vie, les habitudes, les relations des deux personnes en cause, l'enquête la plus minutieuse et, par suite, la plus scandaleuse, la plus impraticable, pourrait-il se prononcer sur la valeur de cette allégation?

Il est encore certain que peu de gens ne voudraient pas afficher publiquement leur vérole, comme aussi d'autres ne seraient que médiocrement d'avis d'indiquer la personne qui la leur aurait transmise.

Donc, si les rapports sexuels ne peuvent être interdits, il faudrait rechercher tout au moins à empêcher les syphilitiques de se marier. C'est pourquoi on a demandé que tout homme, avant de contracter mariage, soit tenu à produire un certificat attestant qu'il est indemne de vérole, en se bornant de dénoncer à qui de droit la syphilis du futur époux, sans aller jusqu'à interdire le mariage, ce qui constituerait une atteinte à la liberté individuelle. Mais l'efficacité de ce moyen serait fort restreinte, car quel que soit le médecin chargé de l'examen, la syphilis passerait souvent inaperçue. Il est certain qu'en bien des cas l'homme apporterait la vérole au foyer conjugal, avec l'autorisation du médecin qui l'aurait examiné.

En réalité, le meilleur moyen d'entraver le mal est celui qui consiste à vulgariser, à faciliter le traitement de la maladie, car, traiter un vérolé, ce n'est pas seulement le guérir, ou du moins améliorer son état, c'est surtout diminuer la durée de la période où il est contagieux, de prévenir de la sorte un certain nombre d'autres syphilis.

« Ce sont surtout les filles insoumises, dit le Dr Vibert, qui sont les plus dangereuses. Ce sont celles qui, tout en changeant très fréquemment d'amants, ou se livrent à une foule d'hommes payant ou non, conservent cependant une profession avouée, ou possédent des moyens d'existence, ce qui leur permet de ne pas exercer la prostitution absolument publique.

Les femmes inscrites sont visitées périodiquement et peuvent être reconnues malades ou atteintes d'accidents syphilitiques plusieurs fois dans l'année, il y a donc moins de danger. L'influence pernicieuse des insoumises sur la santé publique, peut, du reste, être mise en relief par cette observation du Dr Mauriac : il a interrogé les hommes qu'il soignait au Midi, sur la source où ils avaient puisé les maladies dont ils étaient atteints. Or, en ne tenant compte que des rensegnements offrant une assez grande précision, Mauriac est arrivé au résultat suivant :

Sur 5.008 malades atteints de syphilis, de blennorrhagie ou de chancres mous, la contagion a été opérée :

Chez 4,012 par des insoumises;

Chez 733 par des inscrites;

Chez 263 par des femmes non prostituées.

Ces chiffres sont significatifs.

VIII

PRÉSERVATION INDIVIDUELLE

Bien que ce qui suit ne soit pas précisément pratique, nous ne saurions l'omettre dans cet ouvrage, car, si l'ensemble des observations à retenir ne peut être utilisé, il y a pour certains quelques préceptes à ne pas négliger.

Lorsqu'un homme se dispose à copuler avec une femme plus ou moins suspecte, il devra se rappeler la couleur normale de la muqueuse à l'état sain; il écartera avec soin les grandes lèvres et examinera le clitoris, les petites lèvres et le vagin à son entrée, et enfin le méat urinaire. Chaque pli, chaque feuillet des organes génitaux doit être visité.

La conformation des lèvres d'un côté, doit être ordinairement semblable à l'autre. Si un gonflement existait, une différence dans le volume, la couleur, l'aspect, ce serait une raison pour y regarder de plus près.

Une plaie, une ulcération est facile à constater dans la bouche de quelqu'un, ainsi que des points rouges ou blancs, et des places autrement colorées qu'à l'état normal; aux parties génitales c'est exactement la même chose. La plaie ou ulcération y est toujours caractérisée par une couleur anormale, rouge lie de vin, ou le plus souvent blanche grisâtre, avec ou sans suintement.

De plus, on examinera le plis de l'aine de chaque côté, car c'est là que se trouvera le plus sûrement la preuve de l'existence d'un chancre qui pourrait échapper à la vue. Le gonflement des ganglions de l'aine et du cou est l'un des meilleurs signes par lesquels on puisse découvrir une vérole à peine née. Si donc au cou, derrière la nuque surtout, il existe des glandes, on devra penser qu'il peut y avoir des ulcérations aux organes génitaux et même dans la bouche.

Souvent quand la femme a la voix enrouée, c'est qu'il existe ou qu'il y a eu une ulcération récente syphilitique des cordes vocales; on devra dès lors, porter attention sur les parties qui devront subir le contact.

Le moyen de reconnaître chez l'homme les

ulcérations syphilitiques est des plus simples, puisqu'il consiste à bien voir si le méat, le gland, la couronne, le sillon qui sépare le gland du prépuce, la peau de la verge et celle des testicules, ou encore le pourtour de l'anus, ne présentent pas une solution de continuité, une plaie quelconque.

Enfin, l'examen de la bouche devra se faire comme il a été indiqué pour la femme; comme chez elle, les glandes du cou indiquent qu'une ulcération syphilitique a probablement existé, ou existe encore dans cette cavité.

Les plaques muqueuses sont aussi redoutables que le chancre induré lui-même. La bouche peut être considérée comme le principal foyer de l'organe de transmission de la vérole secondaire.

La teinte rouge violacée qui les fait souvent ressembler à des aphtes, leur humidité constante et quelquefois une légère boursouflure, indiqueront suffisamment leur nature et leur danger.

Mais il ne faut pas oublier que, comme le dit le Dr Langlebert : « l'une des particularités les plus curieuses de la syphilis est sa coexistence possible avec tous les attributs d'une santé générale parfaite. Quel est le médecin qui, bien souvent, n'a pas été surpris de voir des individus, des jeunes gens, il est vrai, jouir d'une excellente santé, alors qu'ils étaient en pleine vérole? Rien dans leur physionomie, ni dans l'exercice de leurs fonctions organiques, qui peut faire supposer, chez eux, l'existence de cette maladie. Et cela se voit tous les jours, surtout chez les individus qu'une âme bien trempée ou, ce qui est plus commun chez la femme, qu'un caractère léger, insouciant, protège contre tout abattement moral.

Ne vous fiez donc pas aux apparences. Sous le masque d'un frais visage, derrière des lèvres roses et souriantes qui attirent les vôtres, il se peut que la syphilis distille son venin. »

Lorsque le chancre a terminé son évolution, quand il est cicatrisé, rien n'est plus à craindre de ce côté, tout danger de sa part a disparu en même temps que lui. Bien plus redoutable est la plaque muqueuse. Par la facilité avec laquelle elle se reproduit tant que l'infection persiste par la multiplicité des régions qu'elle peut occuper, la plaque muqueuse est, sans contredit, la source la plus féconde de la vérole.

Il existe nombre de gens qui s'imaginent

se mettre à l'abri de la syphilis en trompant leur instinct, en cherchant leur satisfaction contre nature. C'est une erreur funeste, la plaque muqueuse est partout la même, partout sa contagiosité est manifeste. Les plaques des lèvres, de la langue, de la gorge, ne sont pas moins dangereuses que celles de l'anus et de la vulve.

L'observation suivante du D° Langlebert indique le baiser comme une source d'infection syphilitique :

« Une jeune homme était en soirée chez des amis, où, parmi les invités, se trouvait une dame qui y attendait son mari. Celui-ci, membre assidu d'un cercle où l'on jouait gros jeu, y avait complètement oublié sa femme. La soirée finie, point de mari! Notre jeune homme, en galant cavalier qu'il était. s'offre alors pour reconduire la dame, ce qui est accepté. On prend une voiture, et, chemin faisant, un baiser, un seul, est échangé. Une femme a toujours une vengeance prête, a dit Molière, mais la vengeance, cette fois, fut pour le mari, car, trois semaines après — le temps voulu pour l'incubation — notre galant venait tout éperdu nous montrer sa lèvre inférieure sur laquelle s'épanouissait un chancre naissant. Je demandai à visiter la

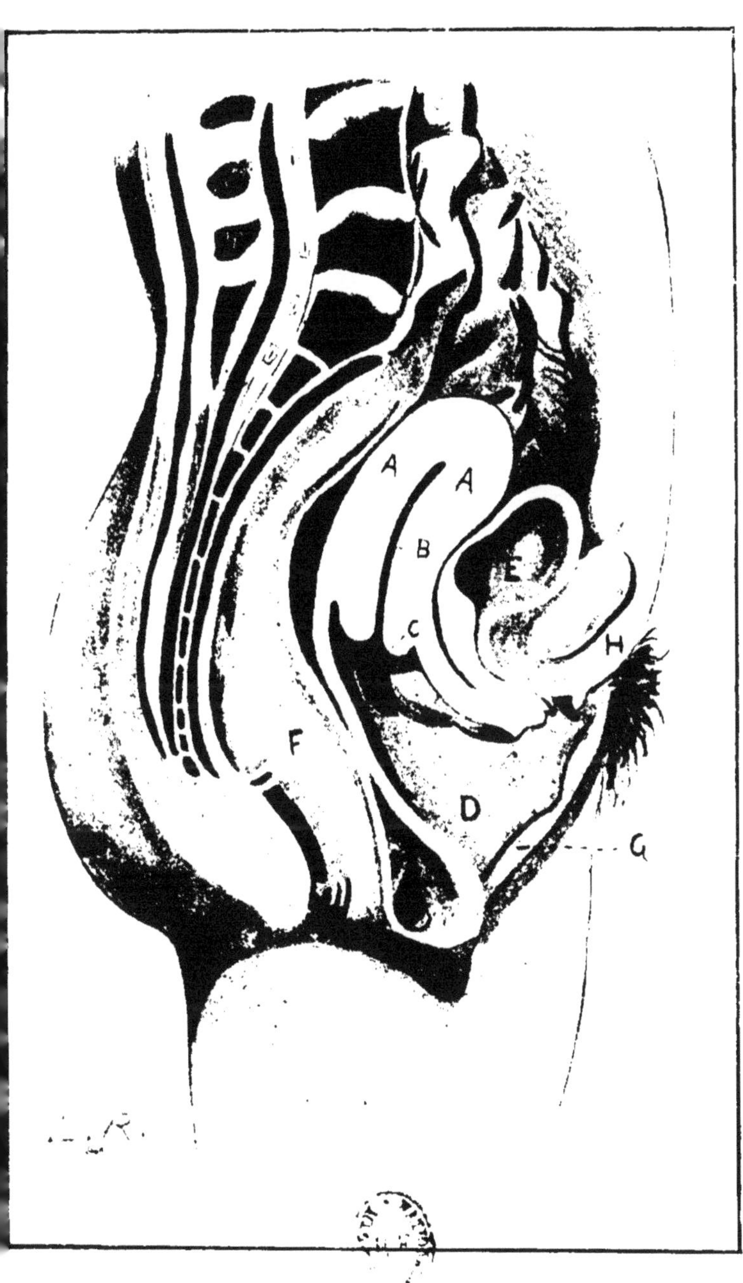

COUPE DU BASSIN DE LA FEMME

A, Corps de la matrice — B, Cavité — C, Col de la matrice
D, Vagin — E, Vessie — F, Rectum — G, Vulve — H, Pubis.

dame, qui s'y prêta de bonne grâce, et me fit voir au dedans de ses lèvres, plusieurs petites plaques grisâtres et ulcérées, dont elle ignorait, me dit-elle, complètement la nature, ce qui pouvait être vrai. »

« La morale de ceci, ajoute cet auteur, c'est qu'on peut prendre la vérole partout et par toutes les voies, et que pour nous, simples mortels, il est toujours prudent de n'approcher les lèvres de la coupe d'Hébé, qu'après un regard explorateur jeté sur les bords et au delà, aussi loin que le permettront le temps, le lieu et les convenances. »

Voici encore du Dr Bourreau quelques propositions utiles : « Les jeux de l'amour, dit-il, sont assez variés pour permettre à celui qui sait les employer d'en tirer parti. Nous recommandons d'assister et même d'aider au déshabiller de la femme, car on peut, avec de l'expérience et du savoir-faire, surprendre bien des choses, sans éveiller le moindre soupçon d'investigation. Ainsi, on peut se rendre compte de l'état de propreté de la chemise, des taches plus ou moins sales qui souillent le devant et le derrière d'icelle.

« Avec quelques taquineries de circonstance, il est facile de juger de l'intégrité de la peau et de déceler la présence de boutons, taches, cicatrices. Il va sans dire que cet examen nécessite la lumière du jour, ou une lumière artificielle. Méfiez-vous des femmes trop pudiques, elles sont très dangereuses. Ne consentez à l'extinction des feux qu'après avoir vu ce qui vous intéressait.

« Au lit, ne soyez pas trop pressé, le créateur nous a donné des mains pour nous en servir, soit pour le travail soit pour le plaisir. Les femmes aiment les caresses; ne craignez pas d'en user et même d'en abuser, on ne s'en plaindra pas.

« La première chose à faire est de porter la main sur les organes génitaux pour constater leur degré d'humidité. Si la femme est saine, les organes sont peu humides, à moins d'une excitation préalable quelconque, ou d'un désir génésique prolongé.

« Des organes génitaux, la main doit s'égarer vers les aines de façon à explorer les ganglions de cette région, s'ils sont gros, battez en retraite, il y a du danger, n'oubliez pas la région de la nuque. L'engorgement de ces ganglions est, la plupart du temps, le signe de l'infection syphilitique; *c'est le pouls de la vérole*, selon l'expression du Dr Fournier; des petits boutons, des croûtes sur le cuir chevelu doivent être considérés comme suspects. La bouche ne doit pas être épargnée, c'est le réceptacle par excellence des accidents syphilitiques les plus contagieux; les plaques muqueuses y sont très fréquentes, celles qui siègent dans les parties profondes sont d'un intérêt d'importance secondaire; il n'en est pas de même de celles qui s'observent à la pointe de la langue et sur ses bords et surtout celles qui se trouvent sur le bord externe ou interne des lèvres; c'est aux commissures qu'on le rencontre le plus souvent. Evitez donc les baisers lovelaces et lascifs avec une bouche inconnue. Combien de victimes de cet organe que beaucoup de jeunes gens inexpérimentés considèrent comme offrant plus de sécurité que le vagin; au point de vue de la chaude pisse : oui; au point de vue de la syphilis, non.

« La femme peut également, user des mêmes subterfuges que l'homme; elle est autorisée à examiner les pièces avant de se les approprier et de remplir les conditions du marché. L'inspection des organes sexuels mâles est très facile à faire; le moindre doute doit être une cause d'abstention absolue sans attendre les explications de l'intéressé.

Ce qui précède s'applique à la syphilis, les

mêmes recherches ne feraient rien découvrir concernant la présence de la blennorrhagie; ici, il faut prendre surtout des précautions, et la propreté est une des premières conditions de sécurité : « Un vieux reste de sentiment chevaleresque, dit le Dr Diday, préside encore aux relations les plus vénales. Le respect humain vous retient même dans les lieux de tous les moins respectables. Triple prudhomme, il vous semble incongru, malséant, peu français, d'afficher devant une dame une défiance dont sa pudeur va rougir et sa fierté s'offenser!!!... C'est ainsi, mon ami, qu'on fait son chemin auprès du sexe... et des apothicaires. »

Combien est exacte cette boutade à laquelle on peut ajouter celle du Dr Langlebert : « Soyez certain que la blennorrhagie deviendrait chez l'homme, aussi rare qu'elle est commune, si le cabinet de toilette était toujours, pour madame, le chemin obligé de l'alcôve, si toutes les femmes, filles de rues ou duchesses, se faisaient un devoir de ne s'offrir au congrès qu'après de salutaires ablutions ayant fait place nette, *intus et extra*... Vénus sortant de l'onde! »

C'est qu'en effet cette précaution si facile est le plus souvent négligée, un simple lavage à l'eau pure suffirait la plupart du temps pour éviter la blennorrhagie.

Un des moyens de préservation les plus efficaces est l'emploi du corps gras en onction sur l'organe à protéger; l'huile, le beurre, la vaseline, le cold-cream, l'axonge peuvent être utilisés. La pommade au calomel est assurément préférable; elle a le double avantage de détruire le virus et d'atténuer le contact des parties, c'est-à-dire d'éviter les éraflures. La pommade doit aussi bien recouvrir la peau que les muqueuses de la verge, soit : le fourreau, le prépuce et le gland.

Avant l'acte, c'est la femme qui doit procéder à des lavages soignés, une injection antiseptique (solution de sublimé ou de permanganate de potasse) est indispensable. L'homme, au contraire, fera sagement d'éviter les lavages au savon, ils sont nuisibles et exposent, en mettant à nu les surfaces que garantissent les mucosités. Mais il n'en est pas de même de celles qui, faites longtemps à l'avance, ont agi comme astringentes ou propres à donner le ton ou de la force aux tissus, sans cependant leur communiquer trop de rigidité. C'est ainsi que les lotions habituelles, comme moyen de toilette, avec de l'eau blanche, des solutions de tanin ou d'alun, parviennent à guérir quelques personnes jusque là faciles à s'infecter.

De tous les moyens employés contre les chances de contagion, le condom, ou capote, est assurément le plus employé. Les préservatifs de ce genre sont ou en caoutchouc ou en baudruche. Ceux en caoutchouc sont les plus pratiques, car ils sont roulés et prêts à servir; par contre, ils sont les plus fragiles, ils doivent donc toujours être choisis dans les qualités supérieures de fabrication, la chaleur a sur eux une action dissolvante; c'est pourquoi il est prudent de ne pas faire usage d'appareils ayant trop longtemps séjourné dans une des poches du vêtement.

Les préservatifs en baudruche sont excellents, car cette membrane animale convenablement humectée devient presque identique, pour le toucher, à la muqueuse du vagin.

Mais, malheureusement, leur emploi demande des préparatifs souvent très longs. La capote en caoutchouc permet une certaine discrétion quand on a l'habitude de s'en servir. La capote en baudruche ne peut être utilisée à l'insu de la femme.

On a dit que le condom était une cuirasse

contre le plaisir, qu'il ne protégeait pas du tout la racine de l'organe viril et ne mettait que la tête à l'abri. « Un mauvais parapluie, dit Ricord, que la tempête peut crever ou déplacer, qui, dans tous les cas, garantissant mal de l'orage, n'empêche pas les pieds de se mouiller. »

« C'est une cuirasse contre le plaisir et une toile d'araignée contre le danger », a dit Mme de Staël, qui semble en avoir fait usage et en avoir éprouvé les désagréments.

On a dit encore que si le condom se déchire on est exposé à un danger qu'on n'aurait pas couru, si on n'avait pas mis en usage ce préservatif. Ceci, cependant, n'est pas bien certain, le désir, l'exaltation du moment, font généralement oublier ces raisonnements et, du reste, si la rupture a lieu, qui empêche de prendre, après l'acte, les précautions ordinaires? L'homme qui aura pu se servir de cet instrument ne sera pas embarrassé des convenances.

En somme, le condom bien fait, de bonne qualité, est assurément le préservatif par excellence. Il est bien évident que dans maintes circonstances, il ne peut être employé; en ce cas, nous ne voyons guère quels moyens pourraient y suppléer, il ne faut pas songer même aux lavages dans certaines circonstances, pas plus qu'à toute autre précaution déjà indiquée.

L'ivresse, lorsqu'elle ne s'oppose pas aux rapports sexuels, leur donne un caractère de violence toujours nuisible. Il est donc utile de s'abstenir du coït après de trop fortes libations.

Ricord et après lui Diday, a dit que la femme pouvait donner la chaude pisse sans l'avoir. Ils ont voulu parler de la blennorrhagie sans gonocoque, de celle qui survient après de fortes libations accompagnées d'excitations multiples, à la suite d'un ou plusieurs coïts avec une femme dans le même état.

Ricord a donné la singulière recette ci-contre pour attraper la chaude-pisse :

« — Voulez-vous attraper la chaude-pisse? En voilà les moyens; prenez une femme lymphatique, pâle, plutôt blonde que brune, aussi fortement leucorrhique que vous pourrez la rencontrer. Dînez en compagnie, débutez par des huitres et continuez par des asperges; buvez sec et beaucoup, vin blanc, champagne, café, liqueurs, tout cela est bon; dansez à la suite de votre repas et faites danser votre compagne; échauffez-vous bien et ingérez force bière dans la soirée. La nuit venue, conduisez-vous vaillamment; deux ou trois rapports ne sont pas de trop et même davantage. Au réveil, n'oubliez pas de prendre un bain chaud et prolongé; ne négligez pas non plus de faire une injection. Ce programme rempli consciencieusement, si vous n'avez pas la chaude-pisse; c'est que Dieu vous protège! »

Diday a dit que : « L'amant sur le point de triompher, doit d'abord se pénétrer de ce principe qu'il n'est pas une femme qui ne puisse lui donner la chaude-pisse. J'ai dit *pas une femme* et non *pas une fille publique*, car je n'excepte de cet incivil axiome aucun membre du sexe aimable. Quelles que soient les conditions de propreté, de santé apparente, de vertu présumée, de vertu réelle, de virginité même, de visite récente, la femme qui se livre peut avoir des pertes blanches, venant d'une origine quelconque, souvent très innocente, de chlorose, de simple catarrhe, de suites de couches, comme aussi de causes répréhensibles, d'une blennorrhagie à elle transmise. Or, par cela seul qu'elle a un écoulement quelconque, elle est apte à transmettre un écoulement. »

Pendant l'acte, dans tout rapprochement suspect, il convient de conclure au plus vite. L'amour prudent doit être alerte et égoïste. Il est nécessaire aussi que l'éjaculation s'effectue. Il est, en effet, reconnu que c'est dans le temps qui précède l'émission du sperme que l'infection uréthrale se fait et que, dans les circonstances heureuses où elle n'a pas lieu, le passage brusque et rapide de ce fluide entraînant avec lui les matières contagieuses qui auraient pu s'introduire dans l'urèthre est une des conditions favorables qui s'y opposent le plus. C'est dans ce sens que l'émission de l'urine après le coït, offre tant d'avantages; c'est pour cela qu'il convient de s'arranger de manière à avoir de l'urine dans la vessie et de ne pas céder aux envies incessantes d'uriner qu'on éprouve souvent dans la douce attente du moment convoité. Ainsi donc, sitôt qu'il est possible de le faire décemment, après le coït, expulsez l'urine avec violence; pour cela il suffira de pincer, entre le pouce et l'index, les lèvres du méat, de façon à ce que le jet de l'urine s'échappe avec violence et balaie activement le canal.

Chez la femme, les précautions contre l'infection sont autrement difficiles que chez l'homme; ses organes sont plus développés en surface et les moyens ordinaires ne suffisent plus.

Double esclave d'une pudeur et d'une confiance qu'elle doit simuler, sous peine de déchoir dans l'estime de son partenaire, elle n'est même pas libre, à moins de s'afficher tout à fait patentée, de prendre, après coup, les soins de propreté indispensables. Souvent il ne lui reste, pour pouvoir le faire à temps, que la ressource de ces prétextes pour lesquels toute femme, dans son domicile, peut parvenir à se créer un motif plausible d'absence momentanée.

Ajoutez à cela que, pour être efficaces chez la femme, les moyens indiqués pour l'homme doivent être faits en plus grande abondance, lorsqu'il s'agit d'infections, ainsi que de lavages et demandent plus de temps et d'autres dispositions. C'est pour cette raison que l'on peut affirmer, sans crainte d'être contredit, que les femmes donnent cent fois plus de chaudes-pisses qu'on ne leur en communiquent.

Après l'acte, l'homme pourra encore prendre certaines mesures de précaution en rentrant chez lui. Il remplira un verre ordinaire de liqueur de Van-Swieten (solution de sublimé, légèrement alcoolisée), il plongera son pénis dans le verre et l'y maintiendra pendant cinq minutes en ayant soin d'écarter les lèvres du méat avec un doigt de chaque main pour permettre au liquide de mieux pénétrer dans la première partie de l'urèthre. Ou bien encore en faisant une injection très petite de solution de permanganate. Il n'est nullement besoin que cette injection pénètre tout l'urèthre, ce n'est qu'à la profondeur de quelques centimètres que se produit l'infection.

IX

LES MALADIES VÉNÉRIENNES ET LE MARIAGE

L'ajournement du mariage à la suite de chancre supposé simple.

Tout chancre simple, une fois cicatrisé, constitue pour l'individu qui en est atteint, la guérison. Donc, il est évident qu'il n'y aurait aucun motif d'interdiction du mariage à partir du moment où ce chancre a disparu, si on avait la certitude absolue que ce chancre était bien réellement un chancre simple. A quels signes reconnait-on un chancre simple d'un chancre induré ou syphilitique?

Il faut tout d'abord remarquer qu'il est des cas dans lesquels le chancre syphilitique manque d'induration. Cette induration lorsqu'elle existe est caractérisée par une dureté cartilagineuse de la base de l'ulcération, on la distingue facilement en prenant le chancre entre le pouce et l'index et en le soulevant. En réalité, cette induration n'est qu'un symptôme, ou si l'on veut un des signes du chancre syphilitique et conséquemment l'absence de ce symptôme n'ôte rien de la valeur de tous les autres signes auxquels on reconnaît l'ulcération infectante. C'est donc à la recherche de ces signes qu'il faut s'appliquer : *incubation*, *forme ulcéreuse du début*, *engorgement des ganglions voisins*, etc.

1° Le chancre syphilitique apparaît après une incubation de 25 à 26 jours en moyenne. Le chancre simple apparaît d'emblée sans incubation.

2° Le chancre syphilitique est constitué par une ulcération toujours superficielle, plate ou saillante, plus rarement creuse, cupuliforme, plus rarement encore, profonde ulcération à bords inclinés et se continuant en pente vers le fond. Le chancre simple est constitué par une ulcération profonde, anfractueuse à bords taillés à pic, déchiquetés, décollés et sinueux.

3° Le chancre syphilitique est peu douloureux; le chancre simple l'est toujours.

4° Le chancre syphilitique est *généralement* accompagné de gonflement des glandes inguinales, ou bubon. Le chancre simple est *accidentellement* compliqué de gonflement de glandes inguinales de forme phlegmoneuse avec suppuration.

Comme on le voit par cette quatrième comparaison, il peut y avoir confusion et cette confusion peut encore exister au sujet de l'induration, car si le chancre simple est le plus ordinairement souple, il est quelquefois dur à sa base ou à son pourtour, mais d'une dureté mate, sans élasticité.

Dans ces conditions, pour avoir une certitude il faut attendre un certain temps, ainsi que le dit Récord :

« Supposons, un malade laissé sans traitement à la suite d'un chancre infectant. J'affirme avec toute certitude que six mois ne se passeront pas sans qu'il survienne des manifestations de l'intoxication syphilitique. Avant le délai prescrit, ce regrettable pronostic se trouvera vérifié... L'apparition d'accidents constitutionnels à la suite de l'infection dans une période fixée, dans un terme infranchissable, constitue une véritable loi, Langlebert, par des observations minutieuses a confirmé cette loi dans ses Aphorismes :

« — Une période dite d'incubation dont la durée peut varier de quelques semaines à trois ou quatre mois, sépare courtement le début du chancre infectant de l'apparition des accidents secondaires de la syphilis. Rien ne peut empêcher, chez un malade qui a un chancre infectant, la production des accidents généraux de la syphilis. Leur développement dans le délai normal est constant, inévitable, quel que soient le tempérament, l'âge, le sexe des individus infectés ».

En résumé, il faut conclure que lorsqu'à la suite d'un chancre quelconque, six mois se passent sans qu'aucun accident constitutionnel ne se manifeste, l'on peut *être certain* que le malade n'a pas subi d'infection générale.

On peut donc se marier six mois après l'apparition du chancre.

Syphilis et mariage.

L'union conjugale étant une association librement consentie, où chacun des époux est censé faire de bonne foi son apport de santé et de valeur physique, en vue de coopérer, d'une part à la prospérité matérielle de la communauté et d'autre part à l'élevage des enfants, il est, dès lors, évident que l'individu syphilitique et non guéri de la syphilis, fait un apport absolument délictueux de santé et de force dans le ménage, de plus, sa bonne foi ne peut presque jamais être reconnue.

En effet, de par la vérole, il pourra se faire que cet homme aboutisse un jour à telle ou telle affection grave qui ruinera sa santé, à telle ou telle infirmité qui le rendra incapable de travailler, incapable de gagner le pain de chaque jour, de faire vivre sa famille. Cet homme peut donner sa maladie à sa femme ou procréer des enfants qui auront toute leur vie à souffrir de l'affection redoutable que leur aura léguée leur père. Il est donc logique de dire que l'homme vérolé et non guéri de sa vérole et qui ne craint pas de se marier, commet une mauvaise action.

Mais, dira-t-on, la syphilis étant incurable, le mariage serait-il donc interdit à tout individu ayant eu cette maladie? Ce serait évidemment aller trop loin; d'abord la syphilis peut être guérie, convenablement traitée elle s'épuise et disparaît pour toujours de l'organisme au bout d'un temps plus ou moins long. Malheureusement, aucun signe, aucun indice ne révèle cette terminaison; et bien que convaincus de cette réalité, beaucoup de médecins, en présence d'un individu qui a eu la syphilis à une époque quelconque de la vie, hésitent à affirmer qu'il est complètement guéri. Il n'y aurait qu'un seul moyen de savoir la vérité, mais il aurait l'inconvénient de faire naître cette même vérole que l'on souhaiterait voir disparue. En effet, on sait que tout individu syphilitique est réfractaire à une nouvelle inoculation. Donc, lorsque ce vérolé pourra contracter un chancre induré, c'est qu'il sera guéri de sa première infection.

Cependant, si l'incertitude à laquelle on est réduit, relativement à la guérison de la vérole, n'est pas un motif suffisant pour condamner instinctivement au célibat tous ceux qui en ont été atteints, elle doit au moins indiquer la plus grande prudence.

On peut toujours reconnaître la gravité plus ou moins grande de la syphilis à son début, et, par conséquent, prévoir quelles seront l'intensité et la durée probable de celle-ci.

Dans le chancre, il y a deux sortes de lésions à considérer; tantôt c'est une simple érosion, superficielle, indolente, à surface lisse, rouge ou grisâtre, plus ou moins large, souvent fortement indurée, quelquefois parcheminée, plus rarement sans induration. Tantôt, au contraire, c'est une ulcération plus ou moins profonde, à surface granuleuse et grisâtre, fournissant une abondante suppuration, et dont les bords larges, épais, nettement circonscrits par une auréole d'un rouge cuivré sont soulevés, ainsi que la base, par une induration volumineuse.

La première de ces indurations, est le résultat de l'inoculation d'un virus affaibli, provenant de la plaque muqueuse.

La seconde caractérise le vrai chancre infectant, lequel procède d'une lésion du même ordre.

Or, il est démontré que les accidents secondaires sont plus ou moins graves, selon que le chancre initial aura présenté une plus ou moins grande intensité.

Le Dr Bassereau indique formellement que : « Après les chancres indurés bénins, surviennent des éruptions syphilitiques bénignes. Après les chancres indurés à formes graves, surviennent les syphilides pustuleuses graves, les affections ulcéreuses de la peau, etc. »

Ainsi, lorsque à la suite d'un chancre infectant de forme quelconque, la première poussée syphilitique ne se traduit que par quelques marbrures de roséoles répandues seulement sur le ventre et sur la poitrine, il est permis de compter sur une vérole bénigne. Presque toujours, dans ce cas, l'éruption disparaît en peu de temps et n'est suivie, pendant le cours de la maladie, que d'accidents fugaces et légers comme elle. Mais si la roséole envahit le dos, les membres et surtout le visage, le pronostic sans devenir absolument grave, sera toujours moins favorable.

Lorsqu'aux premières taches de la roséole succèdent immédiatement des papules, c'est-à-dire une éruption de boutons saillants, ayant la forme et les dimensions d'une lentille, et dont la teinte d'abord rosée, se fonce de plus en plus jusqu'au rouge sombre cuivré, si cette éruption envahit le visage et surtout la paume des mains et la plante des pieds, le pronostic quant à la durée probable de la maladie est fâcheux. Mais sous l'influence d'un traitement énergique et bien dirigé, on peut voir celle-ci s'arrondir peu à peu, et, aux craintes qu'auraient pu faire naître ses premières manifestations, succéder l'espoir d'une guérison plus ou moins lointaine, il est vrai, mais sur laquelle il est généralement permis de compter.

Malgré les indices de syphilis légère, il faut considérer que la difficulté de fixer l'époque à laquelle le malade pourra contracter le mariage existe toujours; en effet, un des caractères les plus fâcheux de cette maladie est d'être sujette à des récidives, à des retours successifs que séparent des intervalles plus ou moins longs, durant lesquels le malade paraît jouir d'une bonne santé. C'est ce caractère, dont l'éventualité est toujours menaçante qui ôte la possibilité d'affirmer absolument la guérison définitive. Ce n'est donc que dans l'observation même de ces récidives qu'il peut être possible de résoudre la question; c'est donc à l'homme de l'art que l'on doit s'en rapporter.

En résumé, on peut dire que tout individu

qui ayant eu une syphilis légère ou de moyenne force, convenablement traitée pendant 15 ou 18 mois, a passé ensuite une année sans être atteint d'aucun autre accident, peut être considéré comme guéri. On pourrait donc à la rigueur se marier, mais il serait prudent de se soumettre pendant deux ou trois mois avant la noce, à un traitement mercuriel; de cette façon, on aurait une sécurité de plus, ce n'est pas à dédaigner.

La gravité des retours de syphilis dans une seconde période est démontrée par ces faits :

— Une jeune fille se marie, en parfait état de santé avec un homme qui a pris la syphilis dans sa vie de garçon; quelques mois plus tard, elle aussi se trouve en état de vérole et cela, nécessairement, au-dessus de toute contestation possible, par le fait d'une contamination de son mari.

Ou la contamination de la femme a lieu par un accident de retour survenu chez le mari après le mariage, ou elle est le fait de la syphilis par conception.

Le premier cas est banal, le second cas est moins connu.

« Une jeune fille de 16 ans eut un seul coït avec un jeune homme atteint de syphilis depuis 6 mois, mais traité régulièrement et indemne de tout accident depuis un mois. Le lendemain même, ce jeune homme fut examiné par le Dr Gailleton, qui ne découvrit sur lui aucune trace de lésions, ni sur le corps, ni sur les organes génitaux.

Ce coït unique avait rendu la pauvre femme enceinte! Or, qu'arriva-t-il? c'est, d'une part, qu'au bout de deux mois et demi, cette femme était affectée de violents maux de tête, bientôt suivis de l'explosion d'une syphilis générale, avec plaques muqueuses à la vulve. C'est, d'autre part, qu'elle accoucha neuf mois après d'une petite fille qui, quinze jours après sa naissance, présentait des accidents non douteux de syphilis héréditaire.

Donc, un seul rapport avec un homme vérolé, reconnu le lendemain exempt de toute lésion suspecte; grossesse, enfant syphilitique. Donc encore, deux mois et demi après le coït fécondant, invasion sur la jeune mère d'une syphilis *sans chancre*, s'accusant d'emblée par les accidents généraux!

Dans ce genre d'infection, la grossesse ne

fait jamais défaut, et si la jeune femme infectée sans accident initial, c'est-à-dire sans chancre, si elle est devenue syphilitique, au contact d'un homme qui ne présente aucun accident extérieur, c'est qu'elle a contracté la syphilis de son enfant fait syphilitique par le père. La maladie a été importée par l'enfant dans le sein de la mère et communiquée à la mère par l'enfant.

Ainsi donc, une femme saine est unie à un homme vérolé; tant qu'elle ne devient pas enceinte, elle reste indemne; mais si elle devient enceinte, la syphilis l'atteint aussitôt et l'enfant naît syphilitique ou le plus souvent meurt en naissant.

Cette sorte d'infection par conception est plus connue qu'on ne le pense et sa gravité est d'autant plus grande qu'elle est ignorée des malades. C'est ce que le Dr Fournier envisage :

« On ne tient pas assez compte, dit-il, de la syphilis par conception, comme conséquence possible de l'union d'un sujet syphilitique avec une femme saine.

« D'une part, en effet, les malades qui ne connaissent pas cette syphilis par conception raisonnent de la sorte. Quel dommage pourrais-je faire encourir à ma future femme? La syphilis, assure-t-on, ne se communique même pas par le sperme. Eh bien! je m'observerai, je me surveillerai; et si le malheur veut qu'il me revienne quelques accidents qui pourraient être contagieux, je m'abstiendrai, j'en serai quitte pour m'abstenir jusqu'à parfaite guérison. De la sorte, ma femme n'aura rien à redouter de moi. Et ils se marient sur cette donnée. Les malheureux n'oublient que la syphilis par la conception! »

La syphilis dans le mariage.

Nous envisagerons maintenant le cas où un syphilitique encore dans la période virulente et contagieuse de son mal, se marie sans tenir compte de sa mauvaise action ou encore, ce qui n'est pas rare, d'un homme qui, marié, contracte la vérole dans un moment d'oubli. Que doit-on faire pour empêcher le mal de se propager?

Séparer les deux époux? c'est un moyen impraticable, la plupart du temps, à moins que le mari veuille faire l'aveu de son cas, ou de sa faute. Dans tous les cas, il est bon de faire connaître ici, aux individus intéressés, qu'elles sont les conditions les plus ordinaires de la contagion qu'ils sont exposés à favoriser, et par là, de leur donner les moyens de prévoyance. C'est la plaque muqueuse qui est la plus dangereuse, le chancre qui a surtout son siège d'élection sur les organes génitaux, est une cause de séparation facile (on peut faire croire à une blessure douloureuse). La plaque muqueuse se produit assez rarement chez l'homme sur l'organe indispensable à l'accomplissement du devoir conjugal, circonstance qui pourra rendre moins épineuse la tâche du mari, placé entre le louable désir de maintenir la paix dans le ménage et la crainte de communiquer sa maladie.

Mais si la plaque dangereuse se montre assez rarement sur le gland ou sur le prépuce, elle est, en revanche, d'une extrême fréquence, dans la cavité buccale. Il est rare qu'un homme vérolé parvienne au quatrième mois de sa maladie sans présenter dans cette région quelque accident de ce genre.

Ainsi donc tout homme atteint de syphilis à son début, devra s'examiner fréquemment dans un miroir, il passera en revue, chaque soir, ses lèvres, sa langue, le fond de sa gorge; et s'il y découvre la moindre apparence suspecte, qu'il évite aussitôt tout contact, tout baiser, capable de transmettre la vérole. Qu'il prenne garde aussi que sa femme ou toute autre personne ne se serve après lui de son verre, de sa cuiller ou de sa fourchette et enfin de tout objet qu'il aurait pu porter à ses lèvres.

Il est étrange de trouver des hommes qui n'ont nul souci de contaminer celle qu'ils vont épouser, quoiqu'ils n'ignorent pas le terrible mal qu'ils portent et ses conséquences.

Fournier en cite des exemples typiques rapportés par Poyel.

« Un boulanger atteint de la vérole récente, voulait se marier. Prévenu du danger pour sa femme, il se marie tout de même, bien que, quinze jours seulement avant la cérémonie, il ait, de plus, contracté la blennorhagie. Les premiers temps du mariage se passent en baisers et en simples caresses. Plus tard seulement a lieu le coït. La chaude pisse étant guérie, mais la vérole étant restée, la boulangère ne tarda pas à être contaminée. Or, elle était enceinte. Traitement à chacun. Poyel prévient que l'enfant n'ira probablement pas à terme. Il ajoute que si, contre son attente, l'enfant vit, il faut que la mère le nourrisse. — C'est impossible, s'écrie le mari, à cause de nos affaires. On ne peut se passer de nourrice. — Mais vous pouvez la rendre malade, réplique le Dr Poyel. — Ce n'est pas sûr, répond la boulangère; et puis, tant pis pour elle!

Cette autre observation du Dr Leroux, montre que certaines personnes d'un rang élevé, poussées par le désir du luxe ou par l'ambition ne reculent devant rien pour faire un mariage qu'elles ambitionnent.

— M. X... 65 ans. Grande situation politique et financière; deux grands enfants. Sa femme me prie d'examiner son mari qui a une fissure anale, diagnostiquée par un médecin, son collègue dans un Conseil d'administration. Je constate un chancre à l'anus. Huit jours après cet examen, apparition de la roséole, alopécie presque complète, le malade est fort ébranlé. Traitement très surveillé. Le malade, six mois après, avait repris son apparence de santé, sauf des plaques muqueuses à l'anus et des manifestations squameuses légères au prépuce. Le malade s'est traité pendant quatre ans au milieu des siens sans que personne de sa famille soupçonne la nature de sa maladie. Cette année il m'amène une jeune personne appartenant à sa société, qui devait se marier dans un mois et avec laquelle il n'avait eu que des rapports incomplets. Cette jeune fille avait la syphilis depuis cinq mois, ignorait la nature de son mal et ne s'était décidée à parler de ces accidents que lorsque la valve, criblée de plaques muqueuses hypertrophiées et suintantes, il lui avait été impossible de dissimuler l'odeur qu'elle dégageait; elle était venue raconter ses ennuis à M. X... qui me l'amena de suite. Il fallait qu'elle fut en état de se marier un mois après sa venue chez moi. Je fis à cet égard les observations que je crus devoir faire. — *Scandale pour scandale* me fut-il répondu, *mieux vaut après qu'avant.*

« J'ai soumis cette jeune personne encore vierge à un traitement des plus rigoureux et un mois après elle se mariait. Elle a quitté Paris, habite l'étranger; elle a fait une fausse couche, m'a-t-on dit, elle a continué à se soigner..

L'hérédité syphilitique est si grave que le seul tableau qu'en a tracé le Dr Fournier, devrait être suffisant pour convaincre l'homme le plus incrédule ou le plus insouciant et l'engager à se soumettre au traitement indiqué par l'éminent professeur :

« Un père syphilitique n'est pas seulement dangereux pour eux en sa qualité de père, il est ou peut devenir dangereux en sa qualité d'époux de leur mère. En d'autres termes il peut devenir dangereux pour eux *de par la syphilis qu'il court risque* de communiquer à sa femme, et de la lui communiquer soit directement, c'est-à-dire par contagion, soit indirectement, c'est-à-dire par infection conceptionnelle. Et alors le père et la mère entachés de syphilis, les dangers héréditaires sont naturellement accrus, exagérés, puisqu'au lieu de naître d'un père syphilitique et d'une mère saine, les enfants seront le produit d'un couple infecté.

« Et alors, en définitive, quel sera le sort de ces enfants? C'est ici que se présente une page de pathologie vraiment désolante. C'est ici que commence pour les familles une situation navrante, qu'il faut avoir observée dans ses détails intimes et sous ses formes

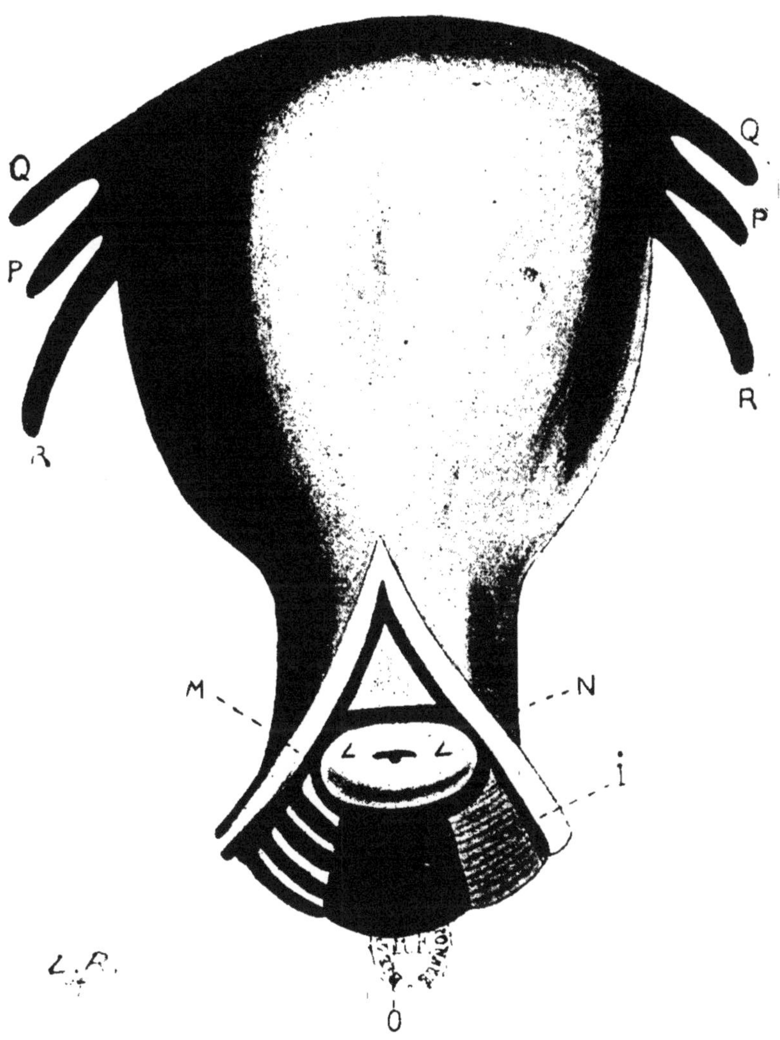

MATRICE, MOITIE GRANDEUR NATURELLE

I. Orifice vaginal — L. Extrémité inférieure du col, ou museau de tanche — M. Lèvre antérieure — N. Col de l'utérus — O. Extrémité supérieure du vagin — P. Trompe de Fallope (coupée) — Q. Ligament de l'ovaire (coupe) — R. Ligament rond (coupé).

diverses pour en comprendre toutes les douleurs.

« Deux jeunes gens se sont mariés, je suppose il y a quelques mois. La femme est devenue enceinte et soupire déjà après son titre de mère. Les deux familles pleines de ce doux espoir qui prélude à la venue d'un nouveau-né, attendent impatiemment le résultat de cette grossesse. Quel sera ce résultat? Qu'adviendra-t-il de l'enfant procréé dans ces conditions, c'est-à-dire issu à la fois d'un père syphilitique et d'une mère syphilitique?

« Ce qu'il adviendra de lui, nous pouvons, nous, médecins, le dire à l'avance, en véritables prophètes, car sauf exceptions rares, son avenir est compromis dans les trois alternatives suivantes :

1° Ou bien cet enfant mourra avant de naître;

2° Ou bien il viendra à la vie, mais avec la syphilis et avec les conséquences possibles et si graves de la syphilis infantile; ce qui, pour un très grand nombre de cas, équivaut presque à un arrêt de mort.

3° Ou bien, enfin, il viendra à la vie sans

syphilis, mais avec une santé compromise, avec une débilité native et une constitution appauvrie qui l'exposeront à une mort rapide, avec des aptitudes morbides menaçantes, avec une tendance à certains vices organiques, en un mot dans un état au moins relatif de déchéance originelle.

« Tel est le tableau. Ou plutôt tel n'est qu'une partie du tableau, car une deuxième, une troisième, une quatrième grossesse venant à se produire dans ces conditions, il se peut qu'un sort identique attende le deuxième ,le troisième, le quatrième enfant.

« Quelle situation! quel deuil pour un jeune ménage! »

Le Dr Quenada montre dans une thèse un ménage où se produisirent quatre grossesses qui se terminèrent de la façon suivante : Trois par avortements, et une par naissance d'un enfant syphilitique qui mourut dans le marasme, après avoir contaminé sa nourrice, tandis que la mère prévenue de l'état de son mari, s'observait et observée tant par son médecin que par Ricord, ne présenta la moindre lésion suspecte.

Hutchimon raconte l'histoire d'un médecin qui, ayant contracté la vérole, se crut en état de se marier trois ou quatre ans plus tard, bien que n'ayant subi qu'un traitement de six mois. Sa femme reste indemne de tout accident. Elle devient enceinte onze fois, et voici quel fut le résultat de ces nombreuses grossesses; d'abord deux enfants morts-nés, puis deux syphilitiques qui moururent de leur mal; puis sept enfants survivants, mais tous affectés de syphilis héréditaire.

A la suite de ce que nous venons de dire, nous donnerons quelques indications de traitement espérant que tout homme qui lira ces pages en tirera quelque profit, qu'il se pénétrera du danger et se hâtera de chercher à l'éviter.

C'est au Dr Fournier que nous emprunterons encore les considérations suivantes :

« Le mercure d'une part, dit-il, guérit les accidents de la vérole, et d'autre part administré d'une façon déterminée, exerce sur l'ensemble de la maladie, une influence générale curative. Je ne donne pas le mercure pour guérir ou préserver les syphilitiques des accidents de la période secondaire qui sont curables sans mercure, et en général peu graves, mais en prévision de l'avenir. Certes le mercure ne coupe pas d'emblée à toute manifestation spécifique et n'éteint pas d'un coup la syphilis; il n'empêche pas les poussées ultérieures de la maladie de se produire, mais il atténue progressivement ces poussées, comme fréquence de retour et comme intensité de gravité de ses manifestations.

« Toute syphilis même légère, réclame un traitement énergique et prolongé. Le traitement général ne peut être cependant identique dans tous les cas, il doit être proportionné, et le degré de la gravité de la maladie, ainsi que certaines conditions individuelles fournissent des indications secondaires qui donne pour chaque malade, la mesure du traitement.

« La durée du traitement, fait plus que la dose totale du remède absorbé; une cure prolongée donne seule des garanties pour l'avenir. Il est certain, d'autre part, que la continuité d'usage crée l'accoutumance et diminue les effets du remède. Il faudra donc prescrire, par exemple, le mercure pendant les deux premiers mois, puis on laissera s'écouler un intervalle d'un mois ou six semaines avant de revenir à une nouvelle série de traitement mercuriel, qui durera six semaines ou deux mois; les périodes de repos seront de plus en plus longues, les séries de traitement réduites à six semaines, un mois; de sorte qu'en deux années, le malade aura environ dix mois de traitement et quatorze mois de repos. L'Iodure de potassium sera associé ou susbtitué au mercure, vers la fin de la seconde année, à moins d'interdictions spéciales et donné seul dans la troisième année.

« Les malades ne doivent pas ignorer le retour probable de manifestations morbides successives et par conséquent ils doivent comprendre la nécessité d'un traitement persévérant. »

Enfin d'après le Dr Fournier, en aucun cas la durée du traitement antisyphilitique ne peut être abaissée au-dessous de trois ou quatre ans, à quelque forme de la maladie qui se présente, et si bénigne même que se soit annoncée la maladie au début.

« Tel est le minimum nécessaire, dit-il, je ne dirai pas pour guérir la vérole, mais de conjurer ses manifestations dangereuses dans le présent et pour l'avenir.

En résumé pour les conditions du mariage:

1° Traitement spécifique suffisant et régulièrement suivi.

2° Pas de mariage avant l'accomplissement de la quatrième année.

3° Pas de manifestations de la syphilis pendant cette quatrième année.

4° Traitement préventif pendant les mois qui précéderont le mariage.

5° Cures préventives espacées pendant les premières années du máriage.

Si la personne est encore en état de transmettre la syphilis après l'accomplissement du mariage il faut se soumettre à ces règles :

1° Cessation de rapports tant qu'il y aura des accidents qui puissent être susceptibles de contàgion.

2° Traitement énergique et prolongé.

3° Interdiction des rapports fécondants avant l'accomplissement de la quatrième année.

La grossesse dans ses rapports avec la syphilis

Tout homme marié ayant à ce moment des symptômes de syphilis doit, s'il ne peut complètement interrompre ses rapports avec sa femme, prendre du moins des précautions nécessaires pour éviter le résultat possible, jusqu'au moment où, par l'effet du temps et du traitement, sa santé sera suffisamment rétablie. Mais ce conseil n'est pas toujours écouté; la passion l'emporte sur la prudence, et si la femme se trouve enceinte que faut-il faire?

S'il est bien démontré que la femme n'a jamais eu, à une époque quelconque antérieure à la grossesse, le moindre accident syphilitique, on pourrait, à la rigueur, éviter tout traitement, puisqu'il est démontré que nombre d'enfants de père syphilitique naissent indemnes, mais cependant n'eût-elle qu'une chance sur cent d'engendrer un enfant atteint du mal paternel, que cela suffirait pour motiver l'emploi d'un traitement spécifique; car si l'on a prétendu que si le mercure favorisait l'avortement, dans la syphilis, il est démontré par le fait de sérieuses observations que ce résultat était absolument faux. C'est la variole elle-même qui constitue une prédisposition des plus puissantes à l'avortement, mais non le mercure.

Benjamin Ball a dit : Je serais tenté de mettre la syphilis au nombre des causes les plus fréquentes de l'avortement. On peut cependant être certain de détruire cette cause d'avortement, dès qu'on a pu le reconnaître. Le mercure convenablement administré réussit presque toujours. Lorsqu'une femme grosse est évidemment atteinte de syphilis, ou même lorsque j'ai les plus fortes raisons pour la croire infectée, je n'hésite pas à lui faire prendre les grands remèdes, ce parti m'a paru toujours avantageux.

Ricord dit aussi que : la gestation. loin de s'opposer à ce que des soins énergiques soient donnés, exige encore plus d'attention et de sage promptitude. J'ai vu plus d'avortements chez les femmes syphilitiques non traitées que chez celles qui, prises à temps, étaient soumises à une médication méthodique.

Fournier résume ainsi ces considérations : « Le mercure n'empêche pas toujours l'avortement de se produire chez les femmes syphilitiques; mais rien ne démontre qu'il y contribue jamais, alors du moins, qu'il est administré à doses non excessives et non toxiques. D'une façon très évidente, il réussit dans la plupart des cas à prévenir l'avortement, à prolonger la grossesse, à la conduire jusqu'au terme normal. »

Dans le cas où une femme enceinte est atteinte d'une syphilis qui lui a été communiquée peu de temps avant la conception ou pendant la grossesse, il y a encore moins à hésiter, il faut soumettre immédiatement au traitement mercuriel la mère ayant la vérole, le fœtus n'a qu'une seule chance d'y échapper, et cette chance il ne la devra qu'à un traitement énergique qui, en purifiant le milieu où il se développe, pourra, peut-être en annihiler pour lui la pernicieuse influence.

« Il y a une telle urgence, dit le docteur Rollet, à prendre en considération la grossesse dans la thérapeutique de la syphilis, qu'on a vu un traitement mercuriel administré à des femmes enceintes préserver les enfants nés des premières couches, et laisser la maladie sévir sur ceux des couches ultérieures qu'on avait abandonnées à elles-mêmes. Il faut conclure de ces faits, qu'un traitement répété à chaque grossesse est nécessaire toutes les fois que des commémoratifs suspects ou une première grossesse coupée par l'avortement, inspirent quelques alarmes sur l'issue d'une gestation actuelle. »

D'après le Dr Diday, les deux observations ci-dessous sont des exemples de ce qui vient d'être dit :

« Ranking connaît un jeune homme qui fut atteint de symptômes caractérisés par deux éminents chirurgiens de pseudo-syphilis. Il se maria et sa femme contracta des tubercules muqueux au périnée, aux grandes lèvres et à l'anus. Guérie par un traitement local, elle devint enceinte et avorta à près de six semaines. Une éruption cuivrée parut alors et les antisyphilitiques furent administrés, mais très incomplètement. Nouvelle grossesse, avortement à cinq ou six semaines. Attribuant ces accidents à un état de faiblesse, elle va habiter la campagne, y devient encore grosse et accouche à six mois d'un enfant mort, avec l'épiderme partout soulevé. La chimère de la pseudo-syphilis, dit Ranking, sortit alors de son esprit. Le mari et la femme firent un traitement anti-syphilitique de trois mois. Depuis lors elle a eu un enfant né à terme et qui jouit d'une santé parfaite.

Le Dr Beatty donnait des soins à deux époux, affectés autrefois de maladie vénérienne, mais qui depuis longtemps n'en avaient plus les symptômes visibles. La femme eut successivement deux enfants de sept à huit mois qui vinrent au monde putréfiés. Elle avait suivi entre la première et la seconde grossesse, un traitement mercuriel, mais qui fut incomplet. Elle devint de nouveau enceinte. Beatty lui déclara qu'il ne l'accoucherait qu'autant que M. Colles certifierait que le nouveau traitement auquel elle allait se soumettre aussitôt, aurait été poussé assez loin. Ellle le fit effectivement, suivant les règles qu'on lui imposa et accoucha à terme, d'un enfant bien portant. Depuis lors, elle en a eu plusieurs autres également en bon état.

Le Dr Langlebert rapporte le fait suivant « Mme X... se maria avec un de mes clients que je traitais pour une syphilis constitutionnelle et qui se croyait guéri, m'a-t-il affirmé, ne prit conseil pour l'épouser, que de posséder au plus vite, celle qu'il aimait... Mme X... devînt immédiatement enceinte et dut contracter presque aussitôt la maladie de son mari; car elle achevait à peine le troisième mois de sa grossesse, qu'une roséole confluente formée de taches arrondies d'un rouge sombre lui couvrait le ventre, la poitrine ainsi que les avant-bras et le front; croûtes noirâtres disséminées sur le cuir chevelu, alopécie très prononcée, adenopathie cervicale, plaques muqueuses aux amygdales, qui, plus tard s'ulcèrent profondément, tout semblait indiquer chez elle le début d'une syphilis assez grave, qu'elle devait fatalement transmettre à son enfant, si toutefois il voyait le jour, ce qui paraissait alors bien peu probable.

Je prescrivis aussitôt à Mme X... des pilules de sublimé qu'elle prit d'abord avec dégoût, mais qu'elle finit cependant par supporter assez bien, grâce à une volonté persévérante dont elle savait le prix. Vers le cinquième mois de sa grossesse, la roséole commençait à s'effacer, mais lentement; la gorge était toujours malade, et l'alopécie persistait, ce qui était un mauvais signe. Je lui ordonnais alors de l'iodure de potassium qu'elle prit dans du lait, à la dose de cinquante centigrammes, puis d'un gramme par jour, tout en continuant l'usage du sublimé. La grossesse suivit son cours et les accidents syphilitiques disparurent peu à peu, sauf quelques macules qui restèrent encore au neuvième mois sur la poitrine et aux bras.

« Mme X... accoucha à terme d'une fille chétive, mais bien portante et qu'elle nourrit elle-même, d'après le conseil que je lui donnai. Au bout de quelque temps, n'ayant plus assez de lait, elle la nourrit au biberon.

« J'ai revu les époux X... plus tard. Leur petite fille n'a cessé un seul instant de se bien porter. Elle n'a rien sur le corps, ni taches, ni boutons, aucun symptôme en un mot, d'apparence suspecte. Aujourd'hui, cette enfant a un peu plus de deux ans; elle est assez grande, bien développée et se porte à merveille. Elle a donc échappé à la syphilis, car il n'y a pas d'exemple dans la science, d'enfants nés syphilitiques, chez qui la maladie aurait mis plus de deux ans à se déclarer. Ce résultat, elle le doit au traitement qui seul a dû la préserver d'une infection, que l'état de la mère durant la gestation, devait rendre fatale, inévitable. »

LA SYPHILIS ET L'ALLAITEMENT

Le nouveau-né atteint de syphilis congénitale, peut transmettre la vérole au sein qui le nourrit; la nourrice infectée peut communiquer le mal à l'enfant qu'elle allaite.

Ces deux faits, le premier comme le second, sont aujourd'hui universellement admis sans conteste. Ils sont fréquents, ils se multiplient; ils ont donné lieu déjà à de nombreux procès. Bien des nourrices ont demandé des dommages-intérêts, mais, d'autre part, on a reconnu souvent, qu'il est des nourrissons contaminés par des nourrices qui ont été elles-mêmes, à leur insu, contaminées par un nourrisson antérieur.

Autrefois on n'admettait la contagiosité que par le chancre, ainsi ne pouvait-on admettre la possibilité d'une infection de la nourrice que par son nourrisson, lequel n'est jamais atteint que d'accidents secondaires, que par hérédité.

Aujourd'hui on pose la question suivante:

— Un enfant vient au jour dans des conditions de pureté qui rendent, chez lui, extrêmement probable, sinon certain, le développement prochain de la syphilis. A qui confiera-t-on son allaitement?

Si la mère est capable de nourrir, la difficulté se trouve immédiatement tranchée. C'est à elle seule qu'incombera le soin d'allaiter l'enfant, car pour elle il n'y a aucun danger; nous savons que la mère d'un enfant né syphilitique jouit de la plus grande immunité.

Mais si la mère n'a pas de lait, que doit-on faire?

On a proposé de confier l'enfant à une nourrice déjà infectée, et qui, par conséquent, serait à l'abri d'une nouvelle contamination. Mais pour que la chose fut rationnelle, il faudrait que l'infection de la nourrice remontât à une époque assez reculée et que sa maladie, convenablement traitée, n'ait laissé chez elle qu'une empreinte assez légère pour que son lait n'en fut pas trop altéré, ni dans sa quantité, ni dans sa qualité. Il est assez difficile de trouver une femme qui réunisse ces conditions; que faire alors?

Il faut s'en tenir à l'allaitement artificiel; évidemment, ce moyen, dans tous les cas, pourrait être réduit dans sa durée, car il est certain que malgré ces apparences si l'enfant arrivait à la fin de son quatrième mois sans avoir présenté aucun symptôme suspect et que son existence point menacée par la prolongation de ce mode d'allaitement, on pourrait le confier à une nourrice saine. En effet, il est tellement rare que la syphilis congénitale se déclare après cette époque, que l'on peut considérer comme nul, ou à peu près, le danger qu'offrirait, sous ce rapport, l'allaitement naturel. Ce danger déjà annihilé par une surveillance d'autant plus facile à exercer, que l'enfant s'éloignerait davantage du moment de sa naissance.

Si la mère est syphilitique et l'enfant sain, la contagion ne s'exerce pas. Un enfant sain, bien qu'issu de parents syphilitiques, n'a jamais pris la vérole de sa mère en têtant celle-ci.

On a proposé divers règlements; celui qui paraît devoir donner le plus de garantie, est d'abord un examen très approfondi des nourrices et des nourrissons, de plus ceux qui désirent une nourrice ne pourraient en avoir que s'ils fournissaient la bonne santé de leur enfant et que s'ils s'engageaient à donner à la nourrice une réparation suffisante en cas d'accident survenu par leur fait. D'autre part,

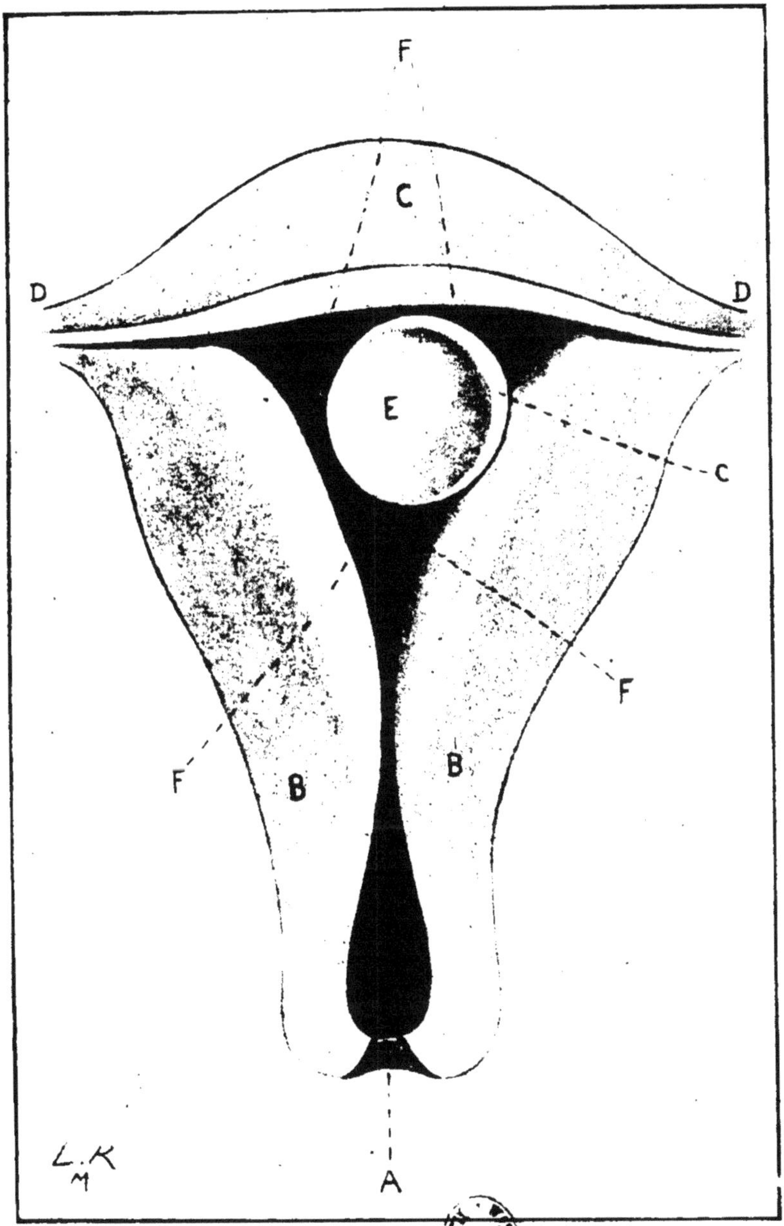

COUPE DE LA MATRICE (Gestation de 4 semaines)

A. Orifice du col — B. Parois de la matrice — C. Fond — D. Orifices utérins des Trompes de Fallope. — E. Œuf humain — F. Membrane caduque — G. Membrane caduque réfléchie.

les nourrices qui contamineraient l'enfant seraient poursuivies comme auteurs de coups et blessures volontaires.

Blennorrhagie et Mariage

L'étude de la blennorrhagie, au point de vue du mariage est aussi importante que celle de la syphilis, car il importe de savoir que l'une comme l'autre de ces deux maladies peut être suivie de fâcheux troubles de l'organisme et qu'elles conpromettent la puissance reproductive de la race humaine.

La blennorrhagie est une maladie liée à la présence d'un micro-organisme, le gonocoque. Après une incubation variable elle se manifeste à travers trois états : *aigu*, *suraigu*, *chronique*. La transmission peut être *médiate* et *immédiate*.

Comme il l'a déjà été dit, la blennorrhagie présente deux genres, l'un virulent, l'autre simplement inflammatoire. Relativement au traitement, lorsqu'un écoulement de pus était autrefois constaté, on le traitait sans discernement; aujourd'hui qu'on connaît le microbe et le siège de la sécrétion, on a recours à des moyens de traitement très rationnels. C'est de la blennorrhagie avec gonocoque que nous parlerons et premièrement de la maladie à l'état aigu.

Chez l'homme, le traitement abortif, déconseillé par nombre d'auteurs et requis avec obstination pour les malades est l'origine de grands maux. Il est très facile, dans le traitement abortif, de propager l'infection à l'urèthre postérieur, avec toutes les complications qui résultent ordinairement du fait que l'infection a gagné la barrière naturelle qui existe entre les deux parties urèthrales.

Des conséquences plus fâcheuses,peut-être, découlent de la mauvaise méthode des injections trop astringentes, caustiques ou antiseptiques employées mal à propos. Ce sont l'orchite, la cystite, etc.

Un malade atteint de blennorrhagie aiguë désire un moyen énergique pour se guérir en vue d'un mariage dont il a déjà arrêté la date. Or, le médecin consulté, qui n'ignore point les inconvénients de cette méthode, dissuadera le malade de réaliser cette union dès le jour fixé et lui fera connaître les ennuis auxquels il s'expose; il lui démontrera la prolongation de la période contagieuse et lui fera même entendre des considérations plus graves qu'elles ne sont en réalité. Tout cela, après examen microscopique du muco-pus blennorrhagique et enfin un traitement raisonnable sera prescrit.

Chez la femme, la diffusion de l'infection dans les organes génitaux profonds est presque toujours certaine; elle s'effectue par la continuité des muqueuses en produisant des infections capables d'y survivre à l'état latent et même isolément. On sait les conséquences graves que détermine la blennorrhagie chez les femmes en cours de couche; on a noté les avortements, la perte possible de la vue chez les enfants, et les complications hors des organes génitaux, l'arthrite blennorrhagique qui déforme souvent l'articulation du genou.

La même scrupuleuse attention doit être observée si la femme veuve ou divorcée, qui veut contracter une union nouvelle, était atteinte de blennorrhagie.

On voit qu'après le mariage, beaucoup de femmes souffrent de pertes blanches, de règles douloureuses, de pesanteurs lombaires; elles déplorent la perte de la bonne santé dont elles jouissaient avant leur mariage. La blennorrhagie est toujours l'origine de ces méfaits. Bien qu'on attribue ordinairement au mariage, ou mieux, aux premières batailles de la lune de miel, l'origine de ces maux, néanmoins après enquête rigoureuse, on doit reconnaître que les maris sont ordinairement les coupables; et de là découlent des dissentiments qui peuvent avoir de graves conséquences.

La blennorrhagie chronique affecte l'homme après que la période aiguë a depuis longtemps atteint son terme; le malade se plaint alors de *la goutte militaire.*

A cette période, l'affection elle-même ne donne pas beaucoup de soucis, et même, nous l'avons déjà dit, il existe une conviction générale, qu'elle ne peut se transmettre. Or, nombre d'auteurs affirment que la virulence du gonocoque est alors considérable.

Parmi les résultats de la blennorrhagie chronique, on note la cowpérite, la prostatite souvent liée à l'impuissance, le rétrécissement rebelle, etc.

Or, les malades atteints de goutte militaire

portent très souvent leur affection sans le savoir, ou ils croient de bonne foi qu'elle n'est point contagieuse; dès lors, ils se marient sans connaître les conséquences malheureuses de leur acte.

Peu de malades consultent les médecins, car, aux préjugés déjà cités, vient se joindre la concurrence des louches tenancières d'officines qui impunément débitent force drogues et ruinent des pauvres gens, la bourse, et la raison, des personnes intelligentes.

En résumé, lorsqu'il y a écoulement virulent, le mariage doit être retardé; si l'écoulement ne contient pas de gonocoque, il doit être si simplement réservé.

Le Dr Diday nous donnera la conclusion :

« L'occasion de donner des conseils à une blennorrhagie en ménage, se présente au médecin dans deux circonstances bien distinctes : tantôt c'est un jeune époux qui, la veille du mariage, était encore atteint de blennorrhagie; tantôt c'est en pleine vie conjugale que l'un des époux, le mari, a contracté une chaude pisse.

« Dans le premier cas, le docteur lui aurait dit : vous n'êtes pas guéri, ou vous l'êtes de si fraîche date, que faire fonctionner l'organe à peine remis en état, c'est presque à coup sûr ressusciter la maladie mal éteinte. Ne dites pas que vous saurez bien vous arrêter, que vous ne voulez que faire acte de présence, de prix de possession! Vain serment auquel vous ne croyez pas vous-même! Et d'abord, le voulez-vous bien sincèrement, vous laissera-t-on libre de tenir? Non; vous l'enfreindrez certainement, et très probablement vous ne serez pas seul ensuite à vous repentir de l'avoir enfreint. Revenez sur vos pas et suivez la seule voie sûre et droite. Sous un prétexte aussi aisé à faire accepter qu'à faire naître, obtenez de vous abstenir pendant quinze à vingt jours, le temps d'assurer votre guérison, et vous reprendrez alors le plein exercice de vos droits conjugaux en toute sécurité d'esprit et de conscience.

« Vous insistez et je le comprends, mon jeune ami; vous allèguerez l'ignorance absolue de votre femme et la possibilité, par conséquent, de la satisfaire au moyen d'un bon acompte suivi d'atermoiements que vous saurez ensuite prolonger. Faux calculs! Instinctivement, toute créature, en pareil cas, compte sur une série de paiements échelonnés à sa convenance. Quelque innocente, quelque inexpérimentée que soit votre femme, en admettant, ce qui est souvent vrai, que les premières approches lui avaient causé plus d'effroi que d'attrait, elle ne comprend qu'une chose; c'est qu'à ce moment-là, son mari lui avait paru plus enivré d'amour qu'elle ne l'avait vu jusque là, qu'elle ne le reverra depuis. Et si, les jours suivants, elle n'assiste plus à cette expansion suprême où la supériorité de la délicatesse féminine sait trouver un doux charme, même en l'absence de toute participation sensuelle, qu'en conclura-t-elle?... Elle se jugera moins aimée et elle s'inquiétera. Puis, voyant continuer cette singulière grève, elle s'informera, se plaindra à ses amies, à sa mère. Se trahissant, elle vous trahira et vous n'aurez qu'à vous en plaindre, mon cher, si la Phébé de vos jeunes amours voit son disque prématurément échancré par un phénomène en avance de deux quartiers sur les calculs astronomiques... Je parle de l'immixtion organique de la belle-mère dans le département de l'intérieur. »

On peut ajouter un conseil aux jeunes maris, c'est d'éviter toute faiblesse de cœur, tout mouvement de sensibilité qui pourrait les porter à avouer leur faute; une femme ne pardonnera pas un tel aveu et qu'ils se souviennent de cet axiome menaçant : « Une femme a toujours une vengeance prête! »

La blennorrhagie dans le mariage a lieu chez la femme, neuf fois sur dix, par le fait du mari.

Le mari, par exemple, voyage, il a pris la chaude pisse. Sur le point de rentrer au logis, sachant que sa femme l'attend et quelle preuve il aura à fournir, il va trouver un pharmacien renommé qui lui promet la guérison en huit jours!

Il part, continuant le traitement avec prudence, arrive, et opère sa rentrée avec les précautions d'usage. Tout va bien, il continue ses rapports, puis omet les précautions, et cesse le traitement, le virus reprend son intensité et voici l'épouse contaminée!

Il en est de même pour les malades atteints de la goutte militaire, car ici, il faut bien le dire, la difficulté de guérir cette affection, tient bien moins à l'impuissance de l'art qu'à l'indocilité des malades, au défaut de suite et de persévérance dans le traitement. Il est rare que la goutte militaire ne cède pas à un traitement bien dirigé et consciencieusement suivi. C'est une affaire de temps et de patience. vertu peu familière, il est vrai, aux jeunes gens et pourtant si nécessaire pour assurer le succès dans toute entreprise longue et difficile.

Poussé par une curiosité vaine, fatigué des exigences du traitement, le malade, dès qu'il cesse de voir le suintement, suspend aussitôt l'ordonnance médicale. Mais bientôt, le mal qui n'était que momentanément enrayé, reprend son cours, reprend le terrain perdu et l'écoulement reparaît. Le malade reprend alors son traitement, puis un peu plus tard, il s'arrête de nouveau, et le mal fait de nouveaux progrès. C'est toujours à recommencer, jusqu'au jour où, modérant son impatience, le malade s'astreint à continuer sans interruption et pendant plusieurs mois, un traitement qu'il n'aurait jamais dû interrompre.

Cependant, il peut arriver que des motifs impérieux ne permettent pas à un malade de reculer son mariage jusqu'à l'époque probable de sa guérison; celui-ci se trouve dans l'alternative de rompre ou d'épouser quand même. Dans ces conditions, il faudra qu'il apporte la plus grande modération dans ses rapports avec sa femme, mais encore de poursuivre, même sous la lune de miel, le traitement commencé. La contagion, qui est ici le danger principal, peut être évitée s'il a soin d'uriner immédiatement avant l'acte sexuel. Si l'on considère, en effet, qu'une goutte de muco-pus met toute une nuit pour se former, comment supposer qu'elle puisse se reproduire dans le court espace de temps que prend le coït, alors que l'émission de l'urine en aura préalablement débarrassé l'urèthre.

X

PROPHYLAXIE PUBLIQUE

Nous n'entreprendrons pas de considérer ici la copulation en dehors du mariage dans tous ses rapports avec l'ordre social, nous devons, au contraire, nous borner à saisir ceux qui participent de l'hygiène publique. Içi se présentent deux conséquences générales : l'une découle des entraves que les lois, les institutions et même des opinions plus ou moins raisonnées opposent à la tendance naturelle qu'a notre espèce de se reproduire; l'autre est une suite nécessaire de ces mêmes lois, institutions et opinions. A la première appartiennent tous les écarts auxquels peuvent se livrer les personnes dont l'honneur, la réputation et la fortune ont été compromis par l'assouvissement de l'instinct de reproduction. Ici se présentent l'avortement, l'infanticide et leurs suites, et l'autre conséquence dont nous allons parler, se rapporte à la débauche, la prostitution et son résultat le plus fatal, la propagation du mal vénérien.

De tous les temps, les hommes ont été convaincus que le mariage était une institution nécessaire au maintien de la société et par une conséquence qui dérive naturellement de ce principe, la débauche a dû être considérée comme nuisible partout où il a existé des lois matrimoniales.

En effet, lorsque dans un Etat, la débauche exerce sa funeste influence, on remarque que le nombre d'hommes qui désirent satisfaire leurs sens est toujours supérieur à celui des femmes qui se livrent à leurs transports; d'où il résulte une sorte de polyandrie essentiellement contraire aux lois de la propagation.

Que les femmes les plus exposées à la séduction sont dans la règle celles qui offrent le plus de perfection physique. Leur prostitution porte, en conséquence, les coups les plus nuisibles à l'amélioration de la race;

Que la débauche énerve la force virile par les excès que commettent ceux qui s'y livrent;

Que les femmes libertines cherchent à éluder le but de la copulation, non seulement, parce que la grossesse trahit leur conduite et porte atteinte à leur fraîcheur, mais encore parce que le repos qu'exige les derniers temps de la gestation et l'enfantement exposent souvent ces malheureuses à l'indigence. Aussi compte-t-on, en général, que deux mille femmes publiques, ne produisent que deux ou trois enfants par an;

Que, lorsqu'une prostituée aperçoit les premiers signes de la fécondation, elle n'en continue pas moins à se livrer au premier venu, duquel on ne peut attendre les ménagements nécessaires à la conservation du fruit.

Que l'abus des femmes conduit souvent les hommes par les divers degrés de la satiété et du dégoût, à des excès que la nature réprouve.

Que les femmes fécondées hors d'état de mariage, sont souvent privées, pendant leurs couches des soins nécessaires, et que cette situation devenant plus pénible encore, par les inquiétudes les plus vives sur l'avenir, leur santé éprouve des atteintes difficiles à réparer.

Enfin, qu'une femme fécondée, lors même qu'elle a engendré un ou deux enfants, est presque toujours perdue pour le progrès de la population, parce qu'elle ne possède pas assez de charmes pour faire de nouvelles conquêtes, ne pouvant et n'osant alors se livrer elle-même aux désirs des débauchés; elle y conduit l'innocence qu'elle sait trahir par mille ruses.

A ces suites de libertinage, lesquelles se sont fait ressentir dans tous les temps avec plus ou moins de force, se joint une calamité qui semble l'emporter sur les autres. Le virus vénérien se glisse jusqu'au sein des familles et si le génie de l'humanité ne permet pas de découvrir un jour, comme pour la variole ou la rage, un moyen de rendre l'homme insensible à l'infection, il faudra renoncer à l'espoir de l'extirper.

Il n'est pas étonnant que cette masse de conséquences, ayant frappé les gouvernements, ils aient cherché à détruire le libertinage, afin de ne pas avoir à en déplorer les suites. En nous arrêtant un instant aux efforts qu'ils ont fait pour atteindre à ce but, on verra par l'impuissance de leurs tentatives, combien il est difficile, disons même impossible, de faire taire des passions qu'un instinct naturel fermente sans cesse.

Les Romains, chez lesquels la prostitution

avait fait de si grands progrès, n'en avaient pas moins des lois tendant à la proscrire.

Les lois de Constantin, de Théodose et de Valentin qui défendaient les débauches et prostitutions des femmes, à peine du fouet et de bannissement étaient en vigueur, lorsque les Francs envahirent les Gaules. Plus tard, vers 800, Charlemagne enjoignit à tous les officiers du Palais de faire la recherche de toutes les femmes publiques et de toutes les entremetteuses qui pouvaient s'y introduire et d'en donner avis au roi qui les ferait fustiger. Lorsqu'un maître de maison donnait retraite à une femme publique, il était obligé de porter celle-ci, jusqu'à la place d'exécution et, s'il s'y refusait, il était fouetté lui-même.

Saint Louis, par son ordonnance de 1224, entreprit d'expulser du royaume de France les femmes de mauvaise vie.

Le fait suivant rapporté par Joinville, prouve par quels moyens sévères et bizarres on cherchait alors à réprimer la débauche. Cet historien, compagnon de Saint Louis dans son voyage d'outre-mer, raconte — que, dans la ville de Césarée, un chevalier, ayant été trouvé au Bourdeau, fut condamné par condition; ou que la ribaude, avec laquelle il avait été trouvé, le mènerait parmi l'armée, en chemise, ayant une corde à ses génitoires, laquelle ribaude tiendrait un bout, ou, s'il ne voulait souffrir cette chose telle, qu'il perdrait son cheval et harnois et qu'il sera banni hors l'armée du roi; le chevalier dit qu'il aimait mieux perdre son cheval et armure et quitta l'armée.

Il serait à propos d'augmenter le nombre de ces exemples pour établir qu'on a toujours compté sur la sévérité et l'opprobre pour anéantir la débauche.

Cependant, Saint Louis reconnut bientôt que ces moyens étayés même de toute l'autorité royale, devaient fléchir contre l'empire des sens; il rapporta donc son ordonnance de 1224 et se contenta de séparer des autres femmes, les autres filles de mauvaise vie.

Depuis, on vit émaner des lois contradictoires qui à une époque, semblaient tolérer et même protéger la débauche, tandis qu'à une autre époque elles la proscrivait sans restriction et toujours sans succès. Mais il est un point sur lequel les nations civilisées n'ont jamais varié, même avant qu'on ne connut la syphilis, c'est le danger qui menace l'ordre social lorsque la débauche livrée à elle-

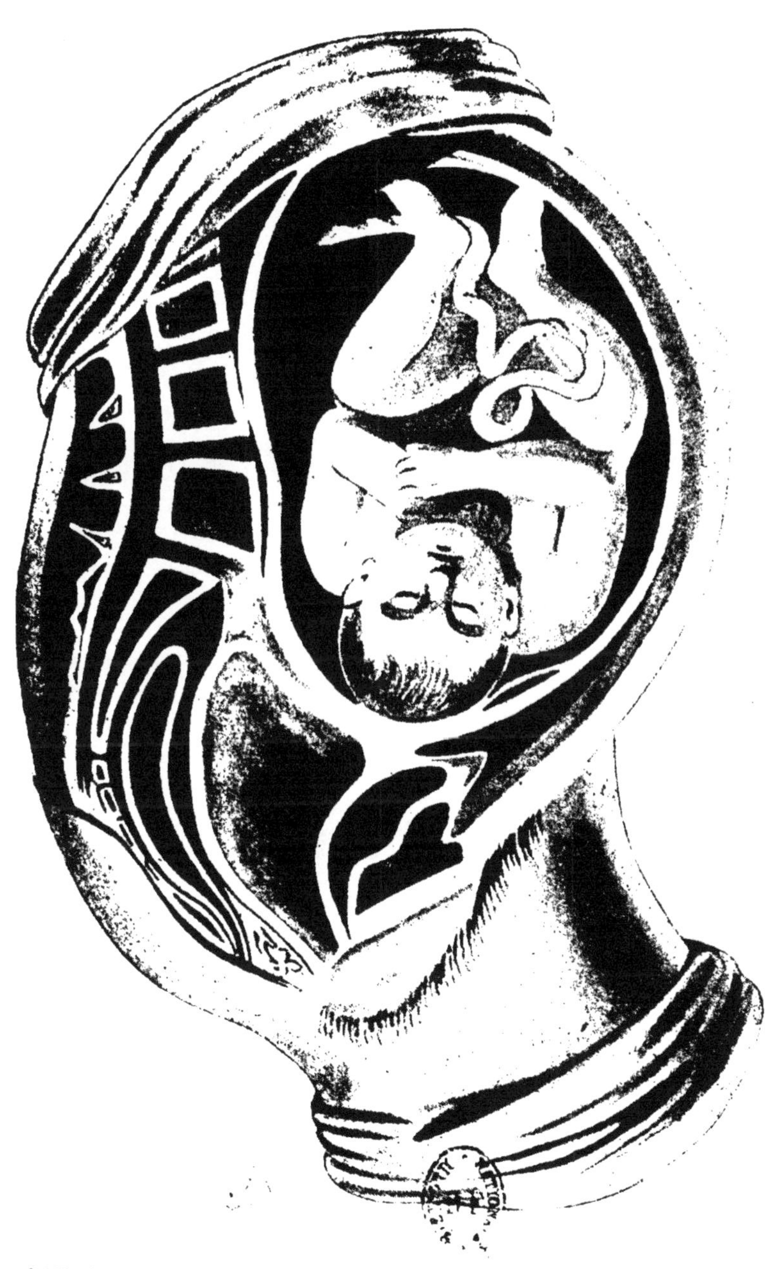

COUPE LONGITUDINALE DE L'ABDOMEN D'UNE FEMME
AU TERME DE LA GROSSESSE

Position normale de l'enfant

même, n'est pas soumise à une surveillance quelconque.

Solon fait acheter un grand nombre de femmes et leur ordonna de calmer la fureur érotique d'une jeunesse qui menaçait de porter le trouble dans les familles. Les enfants qui naquirent de ce commerce furent néanmoins dispensés, par le législateur, de nourrir leurs pères putatifs.

Les Corinthiens entretenaient dans le temple de Vénus plus de mille prêtresses qui prodiguaient leurs charmes au premier venu. Elles n'étaient pas déshonorées, parce que leurs prières servaient à calmer la déesse, lorsqu'une calamité affligeait le pays.

Strabon rapporte que les Indiens étaient divisés en six classes, dont la sixième choisissait parmi elle, les hommes les plus considérés pour veiller aux mœurs publiques. Ces mêmes fonctionnaires entretenaient, dans la ville et dans les champs, un certain nombre de femmes chargées de satisfaire les volontés des hommes.

Les Romains imitèrent en grande partie les Grecs dans l'institution de leurs maisons de débauche, *Lupanaria*. Chaque femme qui s'était fait inscrire chez les édiles avait le droit de se prostituer, seulement, elle était obligée de changer de nom. Plus tard encore, les femmes publiques attendirent les passants devant la porte des maisons de joie qui ne s'ouvraient qu'à une certaine heure, et qu'on ne pouvait établir que dans le quartier appelé *Subure*. Ces femmes étaient presque nues, ou du moins vêtues d'une étoffe transparente. Par la suite, il leur fut défendu de se montrer en public sans une marque distinctive; on leur interdit même jusqu'au costume des femmes honnêtes et jusqu'aux entremetteuses, se faisaient remarquer par la bizarrerie de leur costume.

Malgré les mesures concernant la débauche, les maisons de joie furent tolérées sous les premiers empereurs chrétiens, afin d'éviter de plus grands maux.

Si l'impossibilité bien reconnue d'abolir la débauche, nous force à regarder les femmes publiques comme un mal nécessaire, surtout dans les grandes cités, il faut au moins que la prostitution soit soumise à toute la surveillance de la police. Or cette condition ne peut être facilement remplie sans que les femmes exercent leur vil trafic dans des lieux désignés à cet effet et non ailleurs, d'où sont nées les maisons de tolérances, mais qui n'en laisse pas moins libres la plupart des filles de joie simplement écartées et ayant un logement particulier.

Il est encore une autre classe de prostituées beaucoup plus dangereuses, c'est la femme entretenue, dont généralement on s'occupe peu; le mal vénérien est, toute proportion gardée, beaucoup plus commun parmi elles que parmi les filles libres. On ne peut compter sur la fidélité d'une femme qu'on achète; et telle entretenue comblée de bienfaits par son amant, cherche encore à augmenter ses revenus qui ne suffisent jamais à son insatiable vanité. Ajoutez à cette vérité, l'espèce d'indépendance dans laquelle vivent ces femmes, indépendance qui les soustrait à l'œil de la police et aux reproches des hommes qu'elles peuvent tromper, et l'on sera moins surpris d'apprendre que les dangers auxquels est exposéè la santé, lorsqu'on la compromet avec ces femmes galantes, sont plus grande que lorsqu'on la risque avec des filles publiques.

Un des premiers inconvénients qu'entraîne la prostitution est sans contredit de contribuer, chez la jeunesse, au développement d'un instinct qui bientôt ne connaissant plus de bornes, s'exalte et s'affaiblit avant le terme prescrit par la nature, et ne laissait qu'une dépravation physique et morale.

C'est sans doute cette considération qui, dans les villes, aura principalement contribué à faire consigner aux femmes publiques certains quartiers, ou certaines rues pour y exercer leur métier. On espérait ainsi dérober plus facilement aux yeux de la multitude, le scandale occasionné par la prostitution et éloigner les adolescents des lieux consacrés au vice. Il en était ainsi en France ou plusieurs villes avaient des rue *chaudes*. Dans Paris, notamment, on avait assigné aux filles de mauvaise vie, des rues où elles pouvaient exercer leur commerce et non ailleurs; ces filles avaient dans chacune de ces rues un *clapier* où elles étaient obligées de se rendre à 10 heures du matin et dont elles sortaient à l'instant où l'on sonnait le couvre-feu, c'est-à-dire à six heures du soir en hiver et à huit ou neuf heures en été.

Ces institutions ont été modifiées de nos jours, mais ne serait-il pas à désirer qu'on éloignât des rues les plus passagères, celles des femmes publiques qui, postées devant leurs portes, provoquent les passants, ou qu'on abolisse même ces transactions honteuses sur la voie publique; transactions si propres à enflammer l'imagination de la jeunesse, et à convertir de simples velléités en habitude d'excès.

Lorsque la syphilis parut, les symptômes effrayants qui la caractérisèrent d'abord, et les idées exagérées qu'on se forma de sa contagion, que l'on regarda comme aussi subite que la peste, conduisirent à un résultat tout à fait différent de celui qu'on avait désiré obtenir. On crut devoir séquestrer rigoureusement les infortunés atteints de la maladie nouvelle, plutôt que de leur porter de prompts secours, et l'on contribua ainsi à la rendre plus secrète et plus perfide que si l'on eût employé des moyens plus humains, en même temps plus pratiques. Il existe en outre, un arrêt du parlement de Paris, en date du 6 mars 1497 remarquable par sa sévérité; il est enjoint aux personnes des deux sexes de quitter la ville dans les 24 heures, lorsqu'ils sont atteints de la grosse vérole, sous peine d'être punis de mort. Ce même arrêt établit des inspecteurs aux portes de la ville, afin de n'y laisser entrer aucun vérolé, ce semblerait prouver qu'alors on ne regardait comme grosse vérole, que cet état avancé de la maladie qui se manifeste sur le visage.

On ne tarda pas à reconnaître combien de pareilles mesures étaient insuffisantes, et leur exécution difficile. On revint à des idées plus justes, et soit que la maladie eût réellement changé de caractère, soit qu'on eût appris à mieux la traiter, elle inspira moins de crainte qu'au début, mais on la regarda toujours comme assez redoutable pour qu'on dût s'opposer sérieusement à sa propagation.

L'examen médical des femmes publiques, est d'une nécessité incontestable, et quoique les signes de la présence du virus puissent se dérober souvent aux yeux de l'examinateur le plus attentif. Ces cas ne forment que des exceptions qui ne doivent pas faire méconnaître les avantages d'une mesure qui, sans exagérer, diminue des deux tiers, le danger de l'infection. Dans Paris, les femmes publiques sont visitées tous les 15 jours par des médecins, nommés à cet effet. Elles payent une certaine rétribution mensuelle qui sert à couvrir les frais de traitement de celles dont la maladie les fait interner. Or, une visite par quinzaine n'est pas suffisante, car l'inoculation du virus syphilitique exige plusieurs semaines, il faudrait donc que les filles de débauche soient visitées tous les cinq ou six jours et séquestrées lorsqu'il se montre le moindre cas douteux. Comme l'infection vénérienne, ou si l'on aime mieux, le chancre infectant, se distingue beaucoup plus aisément chez l'homme que chez la femme, on devrait recommander aux prostituées de n'admettre aucun homme sans l'avoir examiné et leur faire connaître les principaux signes propres à constater la présence du mal.

Fournier a signalé le mal et cherche à faire connaître le remède :

« *Prophylaxie administrative.* En instituant un ensemble de mesures administratives et policières ayant pour visées d'entraver *la provocation sur la voie publique*, de soumettre les prostituées au *régime de l'inscription*, de surveiller les établissements qui, désignés sous le nom de Brasseries, ou de débits de vins, ou de boutiques diverses, ne sont en réalité que des maisons de prostitution libre ou clandestine, etc. »

Le Dr Barthélemy rappelle que la provocation est la seule manifestation extérieure par laquelle la prostitution insoumise peut être atteinte : « On a fait, dit-il, une difficulté artificielle de la définition de la provocation. Le problème n'est pas plus délicat que pour l'escroquerie ou pour tout autre délit soumis à l'appréciation des tribunaux. Citerons-nous le cas d'un de nos malades, qui se promenant tranquillement sans penser à rien (c'est toujours ainsi), quand une dame lui vole son parapluie et se sauve rapidement dans un hôtel voisin. Le passant court et disparaît dans la maison. Quelques instants après, il en sort avec son parapluie, mais aussi avec les germes d'une blennorrhagie qui éclata quelques jours plus tard. Eh bien, dans ce cas, nous le demandons aux plus hésitants, le délit est-il douteux? »

On a demandé avec juste raison que la provocation soit réprimée comme des délits et non comme de simples contraventions. Chacun sait que le délit ne peut être déclaré qu'en vertu d'un jugement, tandis que la contravention ne relève que du procès-verbal, c'est-à-dire de l'arbitraire. Dès lors toute fille reconnue coupable du *délit* de provocation doit être soumise à l'inscription, ce qui est le seul moyen de la soumettre efficacement à la surveillance médicale, et cela, non seulement dans l'intérêt de ceux qu'elle aura entraînés, ou séduits par les faits même de sa provocation.

« L'inscription, dit la Commission d'hygiène, d'une fille coupable du délit de provocation ne pourra jamais être prononcée que par un tribunal et après débat contradictoire. »

C'est le seul moyen d'empêcher les monstruosités de l'arbitraire qui ont soulevé l'indignation publique et anéanti la police des mœurs.

La Commission a proposé de remplacer la réglementation actuellement en vigueur par le système suivant :

« Les filles inscrites, libres ou en maison, seront uniformément soumises à *une visite bi-hebdomadaire à date fixe*, et, en outre, à une visite supplémentaire qui sera fixée mensuellement par un médecin inspecteur, à date inconnue. Chacune de ces visites sera complète et portera principalement sur l'examen des organes génitaux et de la bouche. Ces visites auront lieu dans des dispensaires spéciaux, médicaux et non policiers, aussi rapprochés que possible du domicile des femmes, très multipliés par conséquent.

Le Dr Barthélemy dans son étude sur la syphilis et la santé publique dit excellemment :

« Sans parler de l'écœurante industrie des souteneurs, l'armée du crime, comme on dit, que comporte inévitablement la prostitution clandestine, un mal énorme existe, il faut y remédier. Or, ce qui existe est insuffisant. L'abitraire est dorénavant impossible; des erreurs trop graves ont eu lieu. Personne ne peut oublier ces honnêtes femmes poursuivies par erreur, d'autres par vengeance ou même par débauche, d'autres enfin soumises de force à la visite et trouvées vierges! Tous ces faits ont soulevé l'indignation publique, le système qui les a permis ne pourra se relever. Et pourtant il faut à la santé publique une protection; il faut donc trouver mieux et personne ne peut se désintéresser de la question, puisque personne n'est assuré qu'il ne sera pas un jour dans sa famille ou dans sa personne atteint par le mal que nous signalons et que nous engageons à combattre. »

« Il faut considérer, comme le demande le Dr Fournier, les syphilitiques, non comme des criminels, mais bien simplement comme des malades; il est vrai que ces malades sont redoutables, parce qu'ils sont contagieux pendant longtemps, mais ils sont dignes de pitié et de soins parce qu'ils ont été bien malheureux et que, dans une certaine mesure, l'organisation défectueuse de la société est la cause responsable de leur malheur. — Humanité et douceur, — telle doit être la devise des réformateurs. Pour les malades, ce sont des hospices et non des prisons qu'il faut, et pour les prostituées, puisque la surveillance est indispensable, il est nécessaire que les surveillants soient choisis avec discernement. »

Les agents des mœurs sont, en effet, choisis parmi les moins aptes à remplir cette mission délicate.

« Combien d'agents, dit le Dr Barthélemy, ont abusé de leur pouvoir spécial pour obtenir des femmes, ce qui leur aurait été refusé en toute autre circonstance! Certaines femmes, sans défenseurs, jusque-là innocentes, ont succombé par la crainte de l'agent assermenté et de l'inscription. Toutes n'ont pas le courage de résister comme cette jeune actrice qui a su flétrir les odieux agents qui avaient fait le projet d'abuser d'elle, ou, en cas de refus, de provoquer sa mise en carte! D'autres fois, ce sont de respectables épouses, voire des vierges, qui, par erreur, ont été traînées sur le lit à spéculum!

« Mais ne se trouve-t-il pas de temps en

temps, un fonctionnaire, gardien de la paix ou autre, indigne, assassin, voleur, débauché? Est-ce donc une raison pour laisser le champ libre aux criminels? Il ne faut pas davantage laisser le champ... ou le trottoir, libre à la vérole. L'administration, pour les postes si délicats d'agents préposés à la surveillance des mœurs, devra choisir des sujets d'élite, convaincus de l'utilité de leur rôle et des services sociaux que leur zèle est appelé à rendre; elle ne s'adressera qu'à des hommes éclairés, scrupuleux, doués de tact et de discernement, dignes en un mot; elle devra, par conséquent, les bien payer et les entourer de considération. De même qu'on trouve encore des caissiers fidèles, de même on trouvera pour les missions hygiéniques que nous demandons, des agents consciencieux, qu'on supprime le nom usé de police des mœurs, il s'agit de malades et non de coupables, qu'on crée des *inspections d'hygiène*. De cette façon on supprime les abus de l'institution et on n'en garde que les avantages. La provocation ne pouvant être empêchée sera restreinte dans les limites convenables, et les femmes qui commettront ce délit seront saines.

« Quant aux femmes reconnues malades,

certes elles doivent être mises dans l'impossibilité de nuire pendant toute la durée de la période contagieuse du mal; mais elles devront être soignées avec bienveillance et avec douceur, et non plus comme autrefois, où le premier acte du traitement était la flagellation. Il y a en effet, un intérêt majeur à ce que les malades cherchent, non à se soustraire aux mesures réglementaires, mais à s'y soumettre. »

Le système de la réglementation en France est actuellement bâtard. En effet, il n'existe que pour ainsi dire par intervalles, procédant par bonds et par à coups, sans continuité d'action et, par conséquent, sans garantie effective. Les agents se sentent mal soutenus, dès lors ils laissent faire. Cet état de choses provient des attaques dirigées contre le service des mœurs, non à tort, il faut en convenir. Il a bien été question d'y apporter des améliorations, mais la réorganisation n'est pas encore rentrée dans la période de réalisation.

D'un autre côté on peut dire que la prostitution reste absolument libre, de sorte qu'il règne un état intermédiaire plus dangereux à cause de la sécurité apparente qu'il donne;

que l'absence formelle de toute réglementation.

En France, le système de rigueur est délaissé, le système de douceur n'est pas encore institué, c'est toujours l'état intermédiaire, du plus fâcheux effet.

Fournier a dit dans un rapport à l'Académie que nombre de femmes, même de foi sincère et de bonne volonté, ne se rendent pas toujours compte de la gravité de la syphilis. Elles ont vu la facilité avec laquelle le mal leur est venu; de leurs yeux elles ont constaté l'impunité des hommes malades; elles ne s'imaginent pas commettre une faute en transmettant le mal à leur tour. Il faudrait le leur faire comprendre puisque, somme toute, elles exercent un métier insalubre et que, comme tout le monde, elles jouissent de toutes les libertés, sauf de celle de nuire à autrui. Une d'elles craignant d'avoir transmis la maladie et ayant été rassurée, s'écria en apprenant qu'elle n'avait rien : Ah! tant mieux, je craignais d'avoir commis une faute de politesse.

Une seconde comparaît cette maladie à une pièce fausse qu'on cherche à faire passer en omnibus. On me l'a bien donnée, dit-elle en riant, pourquoi voulez-vous que ce soit moi qui perde?

Une troisième enfin, présentait un cas fort embarrassant à cause du secret professionnel : le médecin avait à l'informer qu'elle était atteinte de syphilis. Son amant qu'elle n'a pas revu depuis deux mois, doit arriver d'Espagne la nuit suivante. Jamais, je ne lui dirai, répond-elle, c'est impossible. Que pensera-t-il de moi, et puis ma position en dépend! Je ferai comme si je ne savais pas! On lui montra la gravité de sa conduite, qu'elle n'a qu'à attendre un mois, etc. Bref, la dame avoua tout et le monsieur ne fut pas vérolé!

Ces faits montrent bien qu'il n'est pas indifférent d'éclairer le malade sur la gravité du mal qu'ils peuvent propager. Mais, si excellentes que soient toutes les mesures indiquées, elles ne sont cependant que secondaires. Le point capital est celui qui a trait à la réglementation de la prostitution, la répression de la provocation sur la voie publique, en un mot à la surveillance de la prostitution clandestine.

Cette dernière fait des progrès incessants. Et une des causes de cet accroissement, est la négligence dans laquelle est aujourd'hui tombée chez nous, la police des mœurs. Il faut encore ajouter que sous prétexte de ne vouloir pas reconnaître officiellement la prostitution, l'administration est une des causes du développement d'un vice nouveau. Une prostituée confirmait qu'ayant reçu dans la journée neuf hommes, deux seulement avaient procédé par les voies naturelles!

« A Paris, dit Barthélemy, la prostitution fait vivre peut-être cent mille femmes; quatre mille seulement sont inscrites dont une partie qui n'excède pas deux mille passe la visite. Sans doute les quatre mille en question constituent le corps principal de cette armée, le foyer le plus intense de la contagion; peut-être à elles seules, par leur rayonnement, sont-elles plus dangereuses que toutes les autres, du moins, est-on en droit de le penser; mais il est certain que la disproportion entre les prostituées qui échappent aujourd'hui à la surveillance médicale et celles qui y sont soumises est beaucoup trop élevée. Qu'on se souvienne que si l'on remonte à la source, on démontre d'une manière irréfragable que tout le mal vient du trottoir.

« Une chose remarquable a lieu : les femmes bien portantes viennent seules au dis-

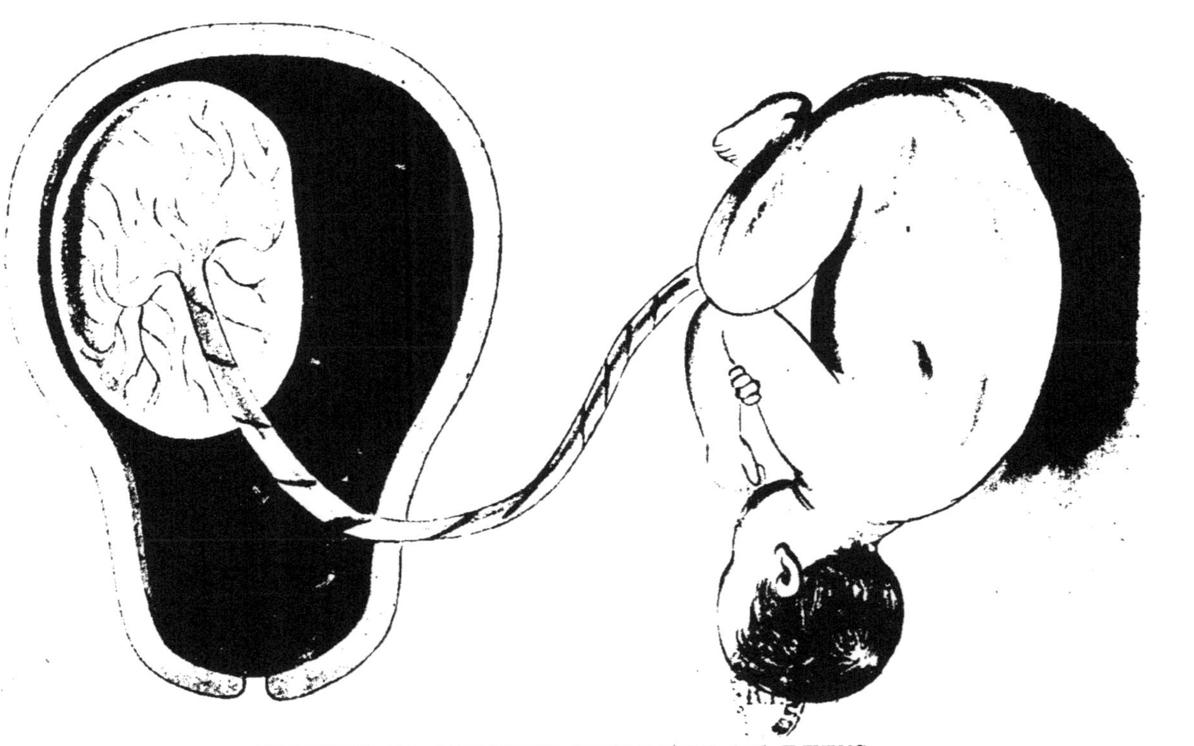

POSITION ET ATTITUDE REGULIÈRE DU FŒTUS
Correspondant à la forme ovoïde de la matrice

pensaire. Les autres se contentent de changer de quartier pour faire perdre leur trace et leur adresse et s'abstiennent systématiquement de toute visite; ce sont les insoumises; ces chevalières du trottoir sèment la syphilis de tous côtés, mais elles refusent, la plupart du temps par défaut d'intelligence, de se soumettre à toutes les lois, même à celles de la propreté. Les autres, enfin, se font traiter, soit chez elles, soit surtout dans les hôpitaux.

En général, les prostituées sont malades surtout dans les premiers temps de leur inconduite, et c'est de 17 à 24 ans et plutôt avant qu'après vingt ans, qu'elles sont de beaucoup les plus dangereuses.

Par la statistique on voit que 143 malades sur 47.000 visites volontaires et 314 malades sur 14.000 visites forcées, ce qui prouve que les filles insoumises sont celles qui disséminent le plus la syphilis et que les filles soumises ne viennent plus au dispensaire lorsqu'elles se savent malades. Or, ce n'est pas seulement par négligence, que les malades s'abstiennent de paraître au dispensaire; si on les interroge, on apprend que c'est parce qu'elles n'ont pas le temps, parce qu'elles demeurent trop loin, parce que la maladie est survenue au lendemain de la visite, mais aussi, parce qu'elles veulent échapper à la contrainte et qu'elles redoutent les rigueurs administratives. Elles ajoutent qu'elles sentent fort bien qu'il est de leur intérêt d'avoir une bonne santé, qu'elles seraient très heureuses de se faire soigner si elles ne redoutaient d'être traitées comme des coupables et non comme des malades.

XI

PRÉVOYANCE PROCRÉATRICE

Stérilité consciente

On s'est beaucoup occupé, ces dernières années, du droit de limiter les conceptions, et on ne saurait plus aujourd'hui être taxé d'immoralité lorsqu'on s'exprime avec franchise sur ce sujet si longtemps réservé.

Telle que l'humanité est actuellement, il est impossible d'exiger que l'homme et la femme observent, dans le mariage, une chasteté quasi perpétuelle. La chasteté entraîne fatalement la perversion de l'instinct sexuel chez ceux qui s'obstinent à la désobéissance aux lois de la nature.

D'un autre côté, il est matériellement impossible que la femme devienne mère à chaque fois qu'elle a des rapports avec son mari, ce qu'elle risque toujours, lorsqu'elle est de bonne santé et bien constituée. Pendant les vingt ou vingt-cinq années qu'une femme est féconde, elle ne saurait mettre un enfant au monde, l'allaiter ou l'élever dans de bonnes conditions. D'ailleurs, le pût-elle, il serait impossible au père, d'instruire, de nourrir et de caser dans l'existence une si nombreuse famille. D'un autre côté, il est des unions de sujets malingres, affligés de tares héréditaires, qu'il est cruel de condamner au célibat et à qui, pourtant, il est regrettable qu'il soit permis de mettre au monde une descendance défectueuse, appelée à végéter et à souffrir.

Si donc, on admet que la postérité doit rationnellement être évitée, il faut opter entre les deux seuls moyens au pouvoir de l'humanité : observer une chasteté absolue, ou régler les conceptions, en prévenant celles qui seraient intempestives par des moyens de préservations.

Se refuser aux lois conjugales, est à la portée de tout le monde, mais est-ce bien facile? Le Dr Coullery dans un ouvrage sur la génération fait une grossière erreur, en conseillant à la femme de repousser le mari que la passion pousse à assouvir un besoin charnel. Sans admettre l'abus, il est difficile d'imposer une règle à cette fonction, sachant que des tempéraments éprouvent des désirs plus fréquents que d'autres, et qu'en refusant de les satisfaire on s'exposerait à bien des troubles dans le ménage.

Il ne peut être admis comme solution que la femme garde seule la chasteté et que le mari se satisfasse au dehors, car il crée des désordres dans un autre ménage, ou met au monde des enfants sans soutien, ou encore il entretient la prostitution.

Il ne reste donc que l'alternative d'user de préservatifs qui permettront aux couples de goûter les plaisirs amoureux, sans avoir à en redouter les conséquences. Il n'y a point d'immoralité à indiquer les moyens de prévoyance, car l'enfant n'est redouté par la plupart des ménages que parce qu'on craint une trop nombreuse famille, et les époux sont bien rares qui ne souhaitent pas quelques enfants pour plusieurs considérations qui, réunies, forment ce qu'on peut appeler l'instinct familial.

Le Dr Forel de Zurich passe en revue et critique les moyens les plus ordinaires, de préservation.

« On se sert d'éponges imbibées d'un antiseptique et que la femme place tout au fond du vagin, avant le coït. Elles sont munies d'un petit cordonnet de soie qui permet de la retirer facilement. Ces éponges sont peu sûres, la semence s'écoule très facilement à côté et peut alors entrer dans la matrice. En tous cas, elles doivent être suffisamment larges et avoir la forme d'un hémisphère creux. »

Nous ajouterons qu'actuellement, il se fabrique des éponges dites américaines, en caoutchouc, qui nous semblent préférables à celles naturelles.

« Les pessaires occlusifs, dit encore le Dr Forel, valent à peine mieux. Ce sont des anneaux fermés par une membrane en caoutchouc, anneaux que la femme introduit au fond du vagin en avant du col de la matrice, avant chaque coït, ou du moins, après chaque menstrue. Il suffit qu'il soit mal introduit, ou se déplace d'un côté pendant l'action, pour que leur effet préservatif devienne illusoire.

« En un mot, tous les moyens employés par les femmes sont incertains, pour la raison, qu'au fond d'une cavité étroite comme le vagin, on opère dans l'obscurité et qu'on ne peut y voir clairement le résultat de ses manipulations, puis, parce que tous les moyens indiqués sont précaires par leur nature même.

« Pour l'homme, un moyen extrêmement employé est ce que l'on appelle le coït interrompu; l'homme retire sa verge du vagin un instant avant l'éjaculation, lorsqu'il la sent venir, et il la termine soit contre le ventre, soit entre les cuisses de la femme. Cette pratique est fort désagréable; elle n'entrave pas seulement la jouissance, mais encore directement l'éjaculation n'est même pas sûre. On peut se retirer trop tard, puis, surtout quand la semence se répand entre les cuisses, il peut s'en introduire une petite quantité à l'orifice vulvaire et cela seul peut, en certains cas, suffire à une conception. »

C'est ce que l'on a l'habitude de désigner sous le nom de *fraudes conjugales;* c'est un procédé dangereux à bien des points de vue. Pour maintenir la santé, non seulement dans les appareils générateurs, mais encore dans toute l'économie animale, il est nécessaire que l'acte génital soit accompli le plus naturellement possible.

La femme privée du sperme ne ressent plus, après le coït, que de la lassitude et de la fatigue, au lieu de ce sentiment de bien-être, issu d'une fonction régulière et régulièrement accomplie. En portant atteinte à l'exercice naturel de la fonction, on fait appel à une réaction que la nature est toujours prête à opérer, pour relever l'équilibre affaissé, rompu; et elle y pourvoit aux dépens de la propre substance du sujet, c'est-à-dire à son préjudice. Rien ne saurait remplacer chez la femme le fluide séminal, et pour l'homme les mucosités vaginales, dans l'accomplissement des fonctions génitales.

Sous l'influence des procédés extra-naturels, souvent renouvelés, la nature se lasse et le sujet s'épuise.

Alors viennent l'altération des muqueuses, les désordres du système nerveux et les maladies organiques.

L'acte incomplet est, de tous les abus, le plus grave, en ce qu'il compromet la santé des deux époux.

Chez l'homme, le coït accompli normalement et complètement, laisse à la suite un état de bien-être, comparable à celui qui résulte de la satisfaction d'un besoin impérieux.

A l'ébranlement nerveux le plus formidable, succède bientôt un calme parfait, et aux dispositions d'esprit les plus sombres, une tendance à la gaieté et à l'expansion du cœur. Au contraire, quand la fonction a été interrompue par un calcul préalable, l'éréthisme persiste, accompagné d'abattement et de fatigue, et surtout d'une teinte de tristesse.

Le Dr Mayer donne cette observation relative aux désordres qui peuvent résulter d'actes incomplets.

« Un homme de 32 ans, d'un tempérament sanguin très manifeste et d'une constitution athlétique, marié depuis 8 ans, était père de 6 enfants. Ouvrier tonnelier, son salaire ne pouvait suffire aux besoins de sa nombreuse famille, qu'à l'aide de la plus stricte économie. Mais la mesure était comble et il ne fallait pas qu'uu nouveau rejeton survint; aussi le malheureux prenait-il toutes les précautions pour parer à cette redoutable éventualité, tout en continuant avec la même assiduité ses rapports avec sa femme. Il nous affirma que le moyen auquel il avait recours et qui ne différait en rien de celui qui est devenu à notre époque d'un usage presque général, était de nature à le rassurer complètement. Cette manœuvre durait depuis six mois à peine, et rien n'avait été changé dans les habitudes de cet homme.

« L'état général n'avait éprouvé aucune altération. L'appétit était conservé, et la digestion se faisait comme par le passé. Cependant il maigrissait; un léger tremblement agitait son corps dans la station verticale, et souvent il était obligé d'interrompre son travail. De plus, ajoutait-il, je m'aperçois que je perds la tête, et souvent au milieu de la rue, je vois les maisons tourner autour de moi.

« Rien, dans l'état organique de ce malade ne pouvant, nonobstant la plus minutieuse exploration, nous éclairer sur la cause de symptômes si graves, nous pensâmes un instant avoir affaire à une spermathorice. Mais après de nouvelles investigations, nous dûmes encore rejeter ce diagnostic. Alors nous arrivâmes définitivement à cette idée : à savoir que l'état pathologique que nous avions sous les yeux était dû à une perturbation nerveuse déterminée par des rapports sexuels anormaux. Toute notre prescription se borna à recommander au malade, non pas de restituer à la nature ses droits — il aurait pu nous demander qui se chargerait de son septième enfant s'il ne pouvait l'élever, et il aurait eu raison, — nous l'engageâmes à observer la continence, en lui représentant les dangers auxquels l'entraînait sa conduite antérieure, et nous prîmes à tâche de lui indiquer les ressources que lui offrait l'hygiène, pour atténuer le sacrifice que nous exigions de sa volonté. Nos conseils furent ponctuellement suivis, car, environ deux mois plus tard, nous eûmes la satisfaction de revoir notre malade qui venait nous remercier et que nous eûmes peine à reconnaître, tant était grand le changement qu'il présentait dans son habitus extérieur.

Non seulement les pratiques frauduleuses sont de nature à porter atteinte à la santé, mais encore elles entraînent de fâcheuses conséquences pour les familles, elles déterminent le goût de la débauche et conséquemment l'inconstance et l'infidélité.

L'homme ne cherche plus les plaisirs naturels qu'il peut goûter près de sa femme légitime, il lui faut des jouissances relevées et imprévues.

Les rapprochements frauduleux entre conjoints ont souvent pour résultat des perturbations profondes dans les ménages. Le Dr Bergeret cite quelques curieux exemples de ces cas :

« Une femme vient me montrer des chancres à la vulve. Connaissant son mari pour un homme d'une conduite irréprochable, celle d'un homme très sérieux, occupé tout entier des devoirs de sa profession, je lui dis qu'il est impossible qu'elle ait reçu de lui un présent pareil.

« Elle en convient sans peine, et comme pour s'excuser de se trouver en si piteux état, elle accuse son mari d'être un homme qui ne pense qu'à lui, qui, dans ses rapports conjugaux se satisfait avec une rapidité désolante, sans aucun préambule caressant, et la quitte aussitôt après, comme si elle n'y était pour rien, et lorsqu'elle a eu à peine, de son côté, le temps de commencer.

« Qu'on se figure l'humiliation que doit ressentir une femme que son mari quitte au milieu de l'orgasme inassouvi!

« Cette femme raconte qu'elle a fini par se montrer sensible aux avances que lui a fait certain amoureux à beaux et grands sentiments, un vrai Céladon de l'Astrée, et que c'est lui qui lui a donné des chancres.

« Après avoir eu deux enfants au début de son mariage, elle m'avoua que son mari fraudait; elle ajouta ces mots qui me frappèrent beaucoup :

« — Oh! monsieur, s'il n'avait jamais fraudé et qu'il m'eût fait un enfant tous les deux ou trois ans; ces enfants m'auraient occupée, et je ne me serais jamais dérangée. »

Du même auteur, une autre observation :

« Jeune femme de 24 ans. Sa figure rayonne de candeur et de bons sentiments; elle vient se plaindre de névralgies cruelles à la tête, de gastralgie, d'un état de langueur qui lui est pénible. Son air profondément triste me fait soupçonner que des causes morales ont dû contribuer à déranger sa santé. Je la presse de questions.

« Elle me dit qu'elle a un enfant de trois ans et finit par m'avouer que son mari fraude pour ne plus en avoir. Ces fraudes la dégoûtent, dit-elle, elle sent que, si elle avait un autre enfant, celui-ci remplirait son existence. Depuis que le premier n'exige plus les soins continuels du premier âge et qu'il pourrait faire place à un autre dans ses bras, elle dit qu'elle éprouve un sentiment qu'elle a peine à avouer, c'est que son enfant l'ennuie.

Aussi se montre-t-elle ravie, quand je lui annonce que je vais ordonner à son mari de mettre un terme à ses fraudes.

Nous continuons à citer le Dr Bergeret, ses observations étant démonstratives au premier chef. Voici un cas sur le trouble du système nerveux, provoqué par les fraudes.

« Fille de trente ans très nerveuse. Elle se plaint de douleurs habituelles vers l'utérus, d'une pesanteur désagréable, retentissant dans les reins. Les douleurs sont très agaçantes, à peu près continuelles et troublent son existence; pas de leucorrhée. Au toucher, rien d'anormal vers la matrice, ni pour la position, ni pour le volume, elle est seulement très sensible à la pression.

« Ayant trouvé l'hymen en lambeaux et le vagin dilaté, je questionne et apprend qu'un amant frauduleux, très passionné, surexcite souvent ses organes.

« Je conseille le mariage et un enfant. On suit mon avis et la grossesse vient bientôt apporter une guérison radicale. »

Beaucoup de jeunes maris, désirant ne pas avoir d'enfants au début de leur union, pratiquent journellement la fraude, afin de jouir du bon temps, et se proposent d'avoir des rejetons plus tard, mais ils comptent sans les maladies si nombreuses qu'engendrent leurs funestes résolutions. Les affections vaginales et utérines ne permettent plus alors d'espérer que leurs femmes arrivent à la maternité.

Le Dr Bergeret dit qu'il a vu des maris frauduleux devenir jaloux en présence d'une grossesse inattendue et à laquelle ils se croyaient parfaitement étrangers, maltraiter leur femme et l'expulser du domicile conjugal.

C'est qu'il est des femmes dont l'aptitude procréatrice est telle que la moindre quantité de sperme suffit pour les féconder et qu'alors les maris fraudeurs avaient si bien cru prendre leur précaution qu'ils refusaient de croire à leurs œuvres.

Il peut arriver encore que le col de la matrice soit tellement bas que le pénis, sans être introduit dans le vagin, lance le sperme contre l'ouverture du col.

Une observation bien curieuse à cet égard est celle qui suit :

« Fille de 27 ans. Aménorrhée datant de

quelques mois. Elle est fort étonnée quand je lui annonce qu'elle est grosse, elle proteste avec énergie, pour la triple raison qu'elle n'a rien éprouvé, qu'elle n'a pas d'amitié pour l'homme qu'elle a vu, qu'il n'a eu des relations avec elle que debout! Elle me rappelle qu'elle est déjà venue, il y a deux ans, me consulter pour une leucorrhée abondante et que je lui ai fait cette remarque qu'elle avait la matrice fortement abaissée. En effet, le méat utérin paraît à l'entrée du vagin; ce déplacement pouvait être attribué à de lourds fardeaux qu'elle avait longtemps soulevés et portés sur la tête. Cette position du col utérin avait rendu la fécondation facile, malgré le retrait du pénis au moment de l'éjaculation, le sperme ayant pu jaillir sur le col de la matrice entre les lèvres de la vulve. En effet, cette fille était bien enceinte. Mais son amant ne voulut point reconnaître l'enfant, disant que ce n'était pas le sien. »

Enfin nous dirons qu'il est encore certaines circonstances qui, malgré la fraude, peuvent donner lieu à la grossesse. Souvent un mari ne se contente pas de satisfaire son désir passionnel une fois, il répète peu de temps après un second acte. Or, il peut parfaitement arriver qu'une parcelle de sperme, restée dans l'urèthre depuis le premier coït, se répande dans le vagin lors de la deuxième approche et suffise pour féconder la femme.

En résumé, toutes les manœuvres qu'inventent les passions déréglées pour éviter la conséquence naturelle du rapprochement des sexes, la fécondation, sont pernicieuses. Combien l'exaltation du système nerveux, l'ébranlement qui en résulte, doivent être plus violents au contact de deux êtres qui s'excitent mutuellement. Aussi ne faut-il pas s'étonner qu'il en résulte de graves désordres

D'autres moyens de stérilité volontaire sont généralement admis; l'usage des injections, par exemple, est courant; avant le coït, elles émoussent la sensibilité et ont ensuite le désagrément fort ennuyeux de laisser toujours une certaine quantité de liquide dans les replis vaginaux. Cette eau se répand en dehors pendant l'action et mouille la vulve et l'organe viril. Les injections faites de suite après le coït ne sauraient être admises, elles sont le propre des prostituées; mais cependant, dans les unions anciennes elles peuvent être pratiquées sans que les convenances en soient trop offensées; du reste, c'est une affaire de tempérament. Ces injections pourraient être efficaces, mais il faudrait qu'elles soient faites très vivement.

Le condom est toujours l'outil le plus communément employé, s'il est fabriqué avec des matières de premier choix et surtout d'une souplesse excessive, unie à finesse extrême, de façon à ne pas émousser la sensibilité, aussi bien pour la femme que pour l'homme, il reste encore le plus sûr des préservatifs.

On a donné le moyen d'éviter la conception en mettant à profit les lois de l'ovulation. Le Dr Pouchet a dit en effet :

« La fécondation, ne peut s'opérer que lorsque l'œuf a acquis un certain degré de développement et après son détachement de l'ovaire. Dans l'espèce humaine et chez les mammifères, la fécondation n'a jamais lieu que lorsque l'émission des ovules coïncide avec la présence du fluide séminal.

« La fécondation offre ce rapport constant avec la menstruation; aussi sur l'espèce humaine, il est facile de préciser rigoureusement l'époque intermenstruelle où la conception est physiquement impossible, et celle où elle peut offrir quelques probabilités. »

D'après ces données, la conception ne peut s'opérer que du premier au douzième jour consécutif aux règles et n'a jamais lieu après cette époque. Elle est physiquement impossible après les quinze jours qui suivent, jusqu'à la veille de la réapparition. En voici la raison : chaque menstruation est l'indice de la maturité d'un ovule qui s'échappe par suite de la rupture d'une vésicule ovarienne. Cet ovule est saisi par le pavillon de la trompe, qui, par ses contractions, le fait descendre dans son conduit jusqu'à la matrice. Cet acheminement dans le canal de la trompe dure de deux à six jours. Or, tout ovule qui reçoit pendant sa progression le contact des spermatozoïdes, est fécondé et reste fixé dans la matrice. Dans le cas contraire, il est évacué avec les dernières gouttes de sang. L'expulsion de l'ovule au dehors des organes varie selon certaines circonstances, mais ne dépasse pas huit jours à partir du moment des règles.

Il est évident que la conception n'est possible que pendant les jours qui précèdent et suivent la menstruation, à tout autre époque le sperme ne peut rencontrer le germe.

La conception rentre donc dans le rang des faits soumis au libre arbitre de l'homme. Or, il résulte des lois physiologiques que la vésicule de l'ovaire se développe quelques jours avant la menstruation, elle s'ouvre au moment des règles et laisse échapper l'ovule; l'acheminement par la trompe dure de deux à six jours; l'ovule peut séjourner un ou deux jours dans la matrice; donc, il est rigoureusement possible que le fluide prolifique rencontre le germe pendant huit jours à partir de la période menstruelle. Il faut ajouter en outre, qu'un ovule peut être fécondé par un coït antérieur de deux ou trois jours avant les règles, étant donné que les spermatozoïdes conservent leur vitalité pendant ce laps de temps.

De telle sorte, que cette observation peut permettre de donner toute satisfaction aux appétits sexuels, sans pour cela exposer la femme à courir les risques d'une grossesse perpétuelle.

Comme nous l'avons déjà dit, telles que sont les conditions de la vie actuelle, les difficultés que rencontre l'homme pour pourvoir à ses besoins, il lui est interdit de songer à se soumettre aux lois naturelles et instinctives concernant la reproduction. Donc, même aux êtres vigoureux, normaux, il est interdit d'avoir une progéniture normale et naturelle. Mais si les conceptions chez les époux sains et vigoureux doivent être limitées par des causes sociales et pour ainsi dire extrêmes, il est des cas où elles doivent être bien plus rigoureusement proscrites.

Jusqu'à nos jours, la morale ne s'est pas assez préoccupée des droits de l'enfant, des devoirs et de la responsabilité du procréateur.

Il était admis que dans quelque condition qu'on l'ait mis au monde, l'enfant devait une reconnaissance aveugle, pour ce seul fait, à ses parents. Aujourd'hui, on commence à s'apercevoir que la vérité est plutôt inverse; l'enfant a le droit de demander un compte sévère à des procréateurs qui l'ont jeté sur la terre par inconscience, égoïsme, vanité ou imbécillité, sans savoir comment ils assureraient ses premières années, sans réfléchir aux tares qu'ils lui transmettent, aux misères auxquelles ils le vouent.

Il est nécessaire que les adultes, que les hommes et les femmes en état de créer d'autres êtres, se persuadent qu'ils n'ont le droit de procréer que s'ils jouissent d'une santé suffisamment saine et vigoureuse pour donner le jour à des individus solides et bien équilibrés.

Toutes les difficultés sociales naissent du défectueux état moral et physique de la plupart des hommes; état congénital qu'ils transmettent à leur tour à leur progéniture jusqu'à dégénérescence complète.

Faire connaître, populariser les sciences médicales qui concernent les maladies héréditaires, vulgariser les moyens de les atténuer ou de les guérir, constituer la prophylaxie sociale au premier chef.

XII

POUR VAINCRE LA STÉRILITÉ

S'il est des ménages qui sont forcés de restreindre leur progéniture, il en est qui sont profondément attristés de ne pas avoir d'enfants, et, bien souvent même,la paix du foyer conjugal est troublée par le fait de la stérilité.

Neuf fois sur dix, la stérilité incombe de la femme; l'homme n'est stérile que par l'absence des spermatozoïdes, dont les causes sont multiples, mais qui, le plus souvent provient des excès sexuels et d'affaiblissement général. Le seul moyen d'y remédier consiste en une alimentation fortement régénératrice en tout semblable à celle indiquée contre l'impuissance.

L'âge trop avancé ou sa trop grande jeunesse, chez la femme, est une cause connue de tout le monde. Le climat n'a d'importance que lorsqu'on en change, et encore son action, n'est-elle souvent manifeste que sur la deuxième génération.

La seconde génération des Européens transportés aux Indes est souvent stérile.

L'alcoolisme est une cause de stérilité. L'adiposité, l'embompoint excessif, comme la chlorose sont des causes générales fâcheuses. La syphilis amène les avortements et les accouchements avant terme. La tuberculose, ainsi que toutes les maladies chroniques, en affaiblissant l'organisme, diminue la régularité de son fonctionnement. La blennorrhagie arrive au premier plan des maladies infectieuses dans la stérilité, non pas qu'elle agisse au même point de vue général, mais parce qu'elle lèse les organes génitaux au point d'abolir leurs fonctions. La blennorrhagie et la syphilis sont les deux grandes causes de la stérilité chez les prostituées.

Les causes génitales sont les principales et les plus nombreuses, parmi celles-ci, il faut citer les malformations du vagin.

Le vaginisme qui est constitué par une contracture du constricteur de cet organe. Le moindre attouchement est douloureux et fait jeter des cris. Le coït est impossible et on n'arrive à le rendre supportable qu'en anesthésiant la région, soit avec la cocaïne, soit avec l'opium.

La malformation de l'utérus, ses nombreuses maladies sont causes de la stérilité. Parmi les premières, *la sténose* du col est une des causes les plus importantes; le col est conique, pointu, effilé, son ouverture extrêmement petite. Pozzi dit que la sténose est peu dangereuse par elle-même, mais que, au moment où le sperme pénètre dans le col de la matrice, le bouchon muqueux qui s'y trouve normalement doit s'échapper pour rendre l'accès de la cavité utérine facile aux spermatozoïdes : or, en cas de sténose, ce bouchon muqueux ne serait pas expulsé et à cela tiendrait l'obstacle à la pénétration du liquide fécondant. La dilatation du col est le seul remède à apporter à cette anomalie.

L'hypertrophie du col est l'allongement excessif de cet organe auquel il donne la forme d'un museau de tapir, pointu, effilé, pouvant atteindre une longueur de quatre, cinq et sept centimètres. Il faut amputer ce col afin de rendre la conception possible.

La blennorrhagie des trompes est la grande cause de la stérilité, le seul remède est l'oblation de l'organe malade.

Il y a pour toutes causes de stérilité, un traitement général et un traitement local. Le premier a pour but de relever la santé: grand air, exercice musculaire de toute espèce, existence suffisamment matérielle, grands bains, séjour à la campagne, au bord de la mer, etc.

Le second s'applique à chaque lésion spéciale; si la cause reste obscure, il faut employer des moyens généraux.

Les injections vaginales alcalines pour neutraliser le milieu vaginal qui est acide et parce qu'on sait que le mucus alcalin de l'utérus est spécialement favorable à la vitalité des spermatozoïdes; on se servira de bicarbonate de soude à la dose d'une cuillerée à soupe par litre d'eau. On pourra avoir recours aux grands bains avec 200 grammes de bicarbonate de soude dans le bain, la personne se servant d'un spéculum grillagé. Le Dr de Sinety conseille une injection contenant du bi-carbonate de soude et 150 grammes de sucre par litre, afin de donner aux spermatozoïdes un milieu favorable; cette injection est prise le soir avant le coucher pour être conservée en partie toute la nuit.

Le Dr Lutaud se sert, dans le même but, d'une solution d'azotate de potasse à 1 pour 1.000. Il recommande la copulation le matin, dans la position du cavalage; c'est-à-dire la femme à genoux, la poitrine et la tête reposant sur un oreiller, et devant rester dans cette position au moins dix minutes après le coït.

Quand tout a échoué, pourquoi ne pas avoir recours à la fécondation artificielle qu'on pratique aujourd'hui si facilement. Lutaud l'a employée cinquante-deux fois et réussie seize fois.

Cette opération est loin d'être immorale comme on l'a dit, elle ne l'est pas plus du reste qu'une opération chirurgicale qui a pour but de détruire un obstacle à la fécondation. Le but est un des plus nobles; favoriser la création d'un être nouveau! aucune mission plus élevée que celle de favoriser le complet fonctionnement des organes génitaux de la femme!

XIII

L'IMPUISSANCE

L'impuissance est l'impossibilité permanente ou passagère d'exercer l'acte sexuel.

L'impuissance diffère de la stérilité, en ce qu'il est possible d'être apte à exercer le coït, sans cependant l'être à la fécondation; de sorte, qu'on ne peut point être impuissant sans être en même temps stérile, tandis que l'impuissance n'accompagne pas nécessairement la stérilité.

L'homme est bien plus sujet à l'impuissance que la femme, parce que la conformation des organes génitaux de cette dernière lui permet presque toujours de se livrer, au moins d'une manière passive, à la copulation.

Les causes de l'impuissance peuvent être divisées en externes ou apparentes, et internes ou morales.

On compte, parmi les premières, chez l'homme, les suivantes :

1° L'absence congénitale ou accidentelle de la verge, quand le défaut de cet organe est tellement absolu que les corps caverneux ne font plus une saillie suffisante pour permettre la moindre introduction dans les parties sexuelles les plus extérieures de la femme;

2° Certaines difformités de la verge, telles que son obliquité, sa tortuosité, sa bifurcation, ou ses dimensions excessives. Cette cause n'est jamais que relative. Il faut avoir égard, dans le premier cas, à l'écartement de l'angle formé par la bifurcation; car, si l'angle n'est pas tel que les extrémités des verges, sous quelque position que soit le corps de l'homme ou de la femme seulement, ou des deux à la fois, l'impuissance n'est pas moins indubitable; l'état et surtout l'ampleur du vagin de la femme doit être aussi pris en considération.

Dans le second, on considère le rapport qui existe entre les dimensions des organes de l'homme et de la femme. Mais cela ne peut être pris en considération comme motif d'impuissance, malgré qu'on fasse valoir les inconvénients physiques et moraux qui peuvent résulter de cette disproportion, parce que, d'un còté, les dimensions appelées excessives ne le sont jamais que relativement à tel ou tel individu donné, la grosseur de la verge qui excite de la douleur chez certaines femmes, procurant à d'autres des sensations voluptueuses; d'un autre côté, parce que la dilatation du vagin est telle que les efforts lents et gradués finissent toujours par le mettre en état de recevoir le pénis; enfin, parce qu'en égard de la longueur du pénis, si elle expose la femme à des contusions dangereuses du col de la matrice, certaines précautions remédient facilement à ce luxe de la nature, et en diminuent les inconvénients.

Indépendamment de ces causes, il en existe d'autres qui ne sont pas à la portée du toucher, et desquelles résulte une impuissance qui n'est pas caractérisée par des signes positifs, appréciables aux sens. Ceux-là, forment deux séries bien distinctes.

A la première appartiennent tous les vices organiques des parties internes de la génération. La seconde comprend tout ce qui détermine un état général ou local de faiblesse, l'âge, certaines constitutions, l'abus prématuré des plaisirs vénériens ou de la masturbation, la contention habituelle de l'esprit, l'état de maladie ou de convalescence, l'irritation violente de quelque organe important, de l'estomac, par exemple, dans l'ivresse, ou à la suite d'un excès de table, la plupart des maladies mentales, etc. Toutes ces causes ne présentent qu'obscurité et incertitude.

Les causes apparentes de l'impuissance chez la femme sont :

L'absence du vagin, l'oblitération de ce canal. Le resserrement éxcessif du vagin. Le renversement de cet organe. La communication du vagin et du rectum par suite de la rupture du périnée. Le cancer de la matrice. La présence de tumeurs, etc.

Les principales causes morales de l'impuissance, sont la haine, le dégoût, la crainte, la timidité, une ardeur excessive dans le désir, divers écarts d'imagination; en un mot, toute passion fortement excitée, c'est-à-dire, toute action cérébrale assez forte pour diminuer celle des organes génitaux, dont le coït exige au contraire, l'exaltation.

Mais ces causes n'enchaînent que l'aptitude à la copulation, n'agissent par conséquent, non plus que chez l'homme, puisque leur concours, même au plus haut degré d'intensité, n'exclut par la fécondité chez la femme, comme on en a des exemples. D'ailleurs, elles ne peuvent rendre l'homme lui-même impuissant que durant un laps de temps plus ou moins long, et leur influence cesse aussitôt que l'organe de la pensée entre en repos, ou n'est plus agité par une surabondance intempestive d'activité.

L'impuissance accidentelle comprend une cessation subite signes qui annoncent l'aptitude à la copulation.

En regardant l'union des sexes comme un acte purement physique, dégagé de tous les accessoires qui unissent les cœurs, l'amour qui ne mérite plus ce nom, offre peu d'exemples d'impuissance, puisque l'homme ne cherchant qu'à satisfaire l'instinct, tout lui devient égal et que souvent l'impuissance naît du peu de rapport qui existe entre les individus qui sont forcés de s'unir. Semblables aux animaux, il oblige la première femelle qu'il rencontre, non pas à partager ses plaisirs, ce motif ne peut l'animer, mais seulement à céder à la violence de ses désirs, à l'impétuosité, à la fureur des tempéraments.

L'impuissance occasionnée par le moral de l'amour, a sa source dans l'imagination; c'est un malheur pour quelques individus; mais il résulte de cet empire de l'imagination sur nos plaisirs, un bien général qui comble de félicité les hommes dont le cœur partage la jouissance. C'est une fleur que la nature a jetée sur le plaisir et qui est ornée de couleurs plus ou moins vives, selon que l'âme sert plus ou moins les transports qui l'agitent. Dans une union assortie, où les deux sexes désirent également le moment heureux qui doit les couronner, le plaisir s'offre sous les couleurs les plus belles; c'est une rose qui se colore peu à peu, qui s'épanouit à la volupté.

D'une alliance cimentée sur les convenances qui n'existent pas dans la nature, d'une union dont les intéressés ne ressentent pas l'allégresse du cœur, il résulte souvent des transports, des extases sombres ou si l'on veut des plaisirs obligés; de là naît l'indifférence et l'impuissance pour beaucoup.

C'est dans ce cas que l'amour moral peut occasionner l'impuissance, du moins celle accidentelle; mais il est encore des situations passagères ayant d'autres causes. Tels les cas qui saisissent les hommes lorsqu'ils veulent essayer leurs forces auprès de femmes débauchées pensionnaires de maisons publiques où l'amour se paye en entrant.

« Ariste a prouvé sa vigueur en amour, lorsque son cœur était d'intelligence avec ses sens; un moment d'ivresse le conduit chez Laïs; elle expose des charmes redoutables, Ariste s'enflamme par les yeux, il va succomber, lorsque l'imagination s'arrête et peignant le vide des plaisirs qui lui sont offerts, Ariste est dans l'impossibilité de consommer un acte dans lequel le cœur ne veut pas paraître. Si Ariste est sage, il fuira un objet témoin de sa faiblesse; et dans le sein de l'épouse qui le chérit, il ira reprendre la qualité d'homme. S'il s'obstine à lutiner sa faiblesse, si Laïs en rougissant du peu de succès de son art, y emploie les dernières ressources, Ariste perdant la trace des vrais plaisirs, ne les goûtera plus; ses organes ne peuvent être émus que par les ressorts qu'emploie la débauche, seront insensibles aux tendres caresses de l'amour. »

On ne peut nier que se soit l'imagination qui agisse dans ces circonstances, comme dans plusieurs autres; et notre imagination peut être émue par la beauté, la vertu, l'image d'une jouissance extraordinaire; tandis que la laideur, le spectacle du vice, la honte, la crainte, etc, peuvent rendre inutiles les efforts d'un homme qui désire les plaisirs du cœur.

Quoique la débauche soit souvent la principale cause de l'impuissance, elle n'apporte pas beaucoup de changement aux parties extérieures de la génération, elle agit avec force sur celles qui ne sont pas aussi évidentes. Les vaisseaux spermatiques, les vésicules séminales sont affaiblis, relâchés; la liqueur prolifique est trop peu abondante, la force d'énergie manque aux muscles érecteurs et éjaculateurs; à quoi, il faut ajouter une imagination éteinte incapable même de créer des désirs. Ceux-ci, quoique enfantés par l'imagination doivent beaucoup aussi à l'état physique, auquel l'imagination ne supplée jamais. Des hommes, qui dans l'âge de la force n'ont pu constater leur vigueur en goûtant les prémices des plaisirs du mariage, ne manquaient certainement pas de bonne volonté. Il faut s'en prendre aux dérèglement qui ont altéré leur constitution et à l'habitude où ces hommes étaient de rencontrer le plaisir sans le chercher; habitude qui leur rend impossible l'acte le plus délicat de la volonté.

L'histoire nous a transmis les noms de quelques hommes célèbres par leurs débauches, et elle nous apprend aussi leur impuissance. Théodoric, roi de Bourgogne, fut un vaillant auprès des courtisanes et ne put jamais consommer son mariage avec Hermanbergue, fille du roi d'Espagne. Amasis, roi d'Egypte, épousa Léodice, jeune grecque remarquable par sa beauté, et lui, qui fut toujours *gentil compagnon* partout ailleurs, se trouva, dit Montaigne, fort court à jouir d'elle.

Est-il besoin d'ouvrir les archives pour y trouver des exemples de faiblesse des hommes? En jetant un coup d'œil sur la société actuelle, on ne verra que trop de preuves de la dégénération de l'espèce.

Une espèce d'impuissance différente de celle dont nous venons de parler, du moins dont la cause n'est pas la même, quoiqu'il en résulte un effet semblable, est celle occasionnée par des excès de désirs amoureux. Un amant,après avoir désiré ardemment la jouissance de sa maîtresse, se trouve dans l'instant où il voit ses espérances aboutir, incapable de goûter son bonheur. Il n'y a point de remède à faire pour cette infirmité accidentelle; ne pas se rebuter, en ne perdant pas la confiance que l'on doit avoir en des organes qui jusqu'alors n'ont pas démenti leur désignation; essayer peu à peu de calmer le désordre de l'imagination trop exaltée, voilà ce que l'on doit faire dans cette situation délicate.

« Les maris, dit Montaigne, le temps étant tout leur, ne doivent ni presser, ni tenter leur entreprise, s'ils ne sont prêts. Et mieux vaut faillir indécemment, à exténuer la couche nuptiale... que de tomber en une perpétuelle misère, que d'être étonné et désespéré du premier refus. Avant la possession prime, le patient se doit à saillier en divers temps, légèrement essayer et offrir, sans se piquer et s'opiniâtrer, à se convaincre définitivement soi-même. »

C'est ce cas que Langlebert désigne sous le nom d'*obsession* et qui fait le sujet de l'observation originale qui suit :

« Le comte de M... rentrait d'un bal lorsque le jour commençait à poindre; il se mit au lit, le cœur plein de joie et ne s'endormit que difficilement. A son réveil, vers midi, ses premières pensées eurent pour unique objet les événements de la nuit. Quel triomphe! Quelle possession, encore lointaine en perspective, était venue s'offrir presque spontanément à lui! Cette femme si belle, orgueil de notre colonie algérienne dont elle est native, portant un nom connu, désiré de tout Paris, dans quinze jours elle serait là, toute à lui.

« Cette idée passionnelle le pénètre bientôt au point de le plonger, pendant toute la journée, dans un état aigu d'énervement. Le soir, contrairement à ses habitudes, il ne sort pas. Après le dîner, traîné en longueur, il va s'allonger sur le sofa d'un petit divan turc attenant à sa chambre à coucher. On lui sert deux tasses brûlantes de café, qu'il boit avec lenteur, tout en regardant monter au plafond les spirales bleutées, tourbillonnantes, qui s'échappent de son cigare. Toujours la même obsession, toujours l'Algérienne est là! De temps à autre il ferme les yeux, et il voit distinctement; on vient de l'annoncer. Il la fait entrer d'abord dans le divan puis, bientôt après, en la pressant un peu, lui fait franchir le seuil de sa chambre...

« Vers une heure du matin il se couche, mais malgré les fatigues de la veille, il ne dort pas, ou plutôt il dort mal. L'Algérienne est encore là, vivante et déshabillée devant lui.

« Le lendemain et pendant dix jours, ce fut à peu de choses près la même scène. De M... ne sortait presque plus, une pensée unique, une seule image, celle de l'Algérienne, l'accaparait. Le matin on ne le voyait plus à cheval, caracolant avec grâce dans les allées du bois, le soir, à peine faisait-il au club une courte apparition, à peine allait-il entendre un acte à l'Opéra.

« Mais l'avant-veille du jour fixé pour cette rencontre si attendue, l'état du comte a notablement changé. Si, pendant la semaine précédente, il se sentait presque continuellement apte à saisir l'occasion qui allait se présenter, il n'en était plus de même aujourd'hui. La grande fatigue, l'épuisement qui résultaient d'une obsession incessante, avaient changé le caractère de ses rêveries. C'était encore de gracieux tableaux, mais d'où l'excitation était souvent absente. De plus, par respect pour son amie nouvelle, et aussi, disons-le, dans la crainte de diminuer ses forces en les dispersant, il avait, depuis le bal, renoncé à ses anciennes relations. Abstinence, ferais-je remarquer, qui va ordinairement juste à l'encontre du but qu'on se propose.

« Le soir venu, le comte s'enferme dans son petit salon turc, mais il a beau évoquer en rêverie ce qui se passera, en scruter tous les détails, ces pensées ne produisent plus qu'incomplètement en lui leur effet accoutumé. Cette fatigue commence à l'attrister, sans pourtant encore l'inquiéter par trop.

« Dans la journée du lendemain ses préoccupations deviennent plus vives. Jamais semblable idée n'avait jusqu'alors traversé son esprit! non cela n'était pas possible, un gentilhomme ne saurait manquer à sa parole.

« Cependant la première partie de la nuit est mauvaise; de M... à beau se représenter l'Algérienne, il a beau la voir, la palper pour ainsi dire, il n'en reçoit plus l'émotion vivifiante. Depuis quinze jours, j'ai trop pensé à cette femme, se dit-il, essayant de dormir, et demain quand elle sera là, toute émue et vibrante, nous verrons bien! Bientôt il s'endormit d'un sommeil de plomb qui ne fut troublé par aucun songe. Aussi, son imagination l'ayant laissé reposer, quelle joie de reconnaître au réveil, que ses craintes étaient chimériques!

« Trois heures sonnant. Devant la grille le l'hôtel une voiture s'est arrêtée; une jeune femme descend, soigneusement enveloppée d'un long manteau, coiffée d'un chapeau à larges bords et le visage masqué d'une voilette épaisse. Tremblante, elle monte les quelques marches du perron, franchit le seuil et rencontre aussitôt le comte qui s'était précipité au devant d'elle.

« De M... la fît monter dans le petit salon attenant à sa chambre à coucher, puis l'aida à ôter son manteau, son chapeau, sa voilette, le tout lentement, voluptueusement. Pendant qu'elle retirait ses gants, il la fit asseoir près de lui. La jeune femme le laissait faire, ne bougeait pas, prenait un malicieux plaisir à voir de M... s'embrouiller au milieu des agrafes et les faire sauter d'impatience.

« Malgré cette ardeur apparente, un examinateur aurait pu remarquer une certaine anxiété sur les traits du comte. Il paraissait inquiet, préoccupé, peut-être n'était-ce que le résultat d'une émotion passagère exagérée, mais peut-être aussi ne sentait-il pas naître en lui le sûr garant de mener à bonne fin son amoureuse entreprise.

« Les rideaux de l'alcôve sont tirés et laissent seulement filtrer une obscure lumière tamisée de rouge...

« Alors, après quelques minutes d'inutiles tentatives, ce pauvre de M... qui avait d'abord essayé de se triompher lui-même, espérant que quelque chose finirait par surgir du néant, se prit à désespérer, à renoncer à la joie de posséder sa maîtresse, qu'il n'avait fait jusque-là que couvrir de stériles et énervantes caresses. Bientôt il se sent comme serré à la gorge; plus il veut être fort, moins il le peut. Finalement il pâlit et, accablé de fatigue, honteux de lui-même, il laisse tomber sur l'oreiller sa tête inanimée, dont les tempes et le front sont trempés de sueur.

« Sans mot dire l'Algérienne se lève, se rhabille à la hâte. Et quand le jeune homme revenant à lui, se ranimait peu à peu, ouvrit les yeux, il la vit prête à partir : Ne vous dérangez pas, dormez bien, lui dit-elle, en le regardant d'un air de pitié moqueuse et en le persiflant de sa jolie voix. Je ne regrette qu'une chose pour vous, c'est que je n'ai pas le pouvoir de réveiller les morts; ce n'était vraiment pas la peine de me faire venir pour si peu!

Depuis cette maudite aventure, le pauvre

M... n'a plus essuyé que des déboires. Quelle vie! Quelle existence! quelle torture! Chaque fois que cet homme veut tenter une nouvelle épreuve, le souvenir cruel de l'Algérienne, ses dernières paroles reviennent à sa pensée, et il demeure aussi impuissant qu'en cette fatale journée. Et pourtant, lorsqu'il est seul, qu'il se réveille le matin, sans que des rêves pénibles aient hanté sa nuit, il se sent un hommes à tous égards. Mais qu'il recherche une femme;à peine le flirtage a-t-il commencé que le fantôme de l'Algérienne apparaît aussitôt, et alors adieu les désirs! la crainte, toujours la crainte les éteint, les paralyse.

« Curieux effet de l'esprit! c'est elle, c'est elle seule, cette obsession qui est cause de pareilles défaillances. Supprimez ce mauvais souvenir, effacez cette idée de mort locale, et l'ardeur des sens reparaîtra, car elle n'a pas coutume de déserter les belles années de la jeunesse. »

L'impuissance par excès vénérien, se développe moins fréquemment à la suite d'excès chez l'adulte que ceux antérieurs à la puberté. Les cas ne sont pas cependant rares où l'on voit des hommes de 40, 50 ans qui, ayant des désirs aussi vifs que jamais, sont incapables de rapports sexuels alors qu'ils devraient être en pleine jouissance de leurs forces viriles.

Il arrive souvent que l'homme commet des excès sans s'en douter et qu'il a franchi les limites normales et, de fait, il est assez difficile de dire où commence l'excès, ce qui l'est pour les uns, peut ne pas l'être pour les autres. Quoiqu'il en soit, il est rare de rencontrer un homme de 60 ans, capable d'accomplir l'acte d'une façon naturelle et satisfaisante, surtout dans les villes où tout concourt à exciter les appétits sexuels.

Les hommes de 50 ans qui se sont assez dominés jusque-là pour pouvoir exécuter le coït une ou deux fois par semaine sont rares et, le plus souvent, l'acte n'est satisfaisant ni pour eux, ni pour leurs compagnes.

Mais un mal plus sérieux que la décadence relativement précoce de la virilité, se produit à la suite d'excès vénériens; c'est l'impuissance qui se déclare subitement à la suite d'excès extraordinaires. Alors les désirs ont encore toute leur vigueur, il y a tentatives de rapports, mais en vain; des moyens divers sont mis en usage pour renouveler ces tentatives et provoquer l'érection, rien n'y fait, le pénis reste flasque malgré toute excitation normale ou anormale. Le sujet devient malade par suite du chagrin que lui causent ces tentatives infructueuses et surtout la crainte du ramolissement.

Quelquefois le pénis se trouve enfin en état de tenter l'acte, mais l'intromission se fait mal et l'éjaculation s'est faite en dehors de la vulve. C'est ce qui prouve la débilité extrême de tout l'appareil.

D'autres fois, il y a impuissance partielle, alors l'érection est si faible et l'éréthysme si considérable, que l'éjaculation se produit avant la pénétration, ou sitôt à peine celle-ci, de sorte que personne n'en est satisfait.

Enfin, un autre cas a lieu, c'est lorsque l'érection se fait, et quand l'intromission est tentée, la verge devient subitement flasque.

Le sentiment de l'impuissance pèse si cruellement sur le cœur de l'homme, qu'il cherche à se le dissimuler à lui-même, comme aux autres. Il interprète de mille manières ses défaites; il les impute à des événements fortuits, à une émotion soudaine, à un mouvement intempestif, à un commencement d'ivresse, etc., mais tous ces vains efforts pour se donner le change, n'empêchent pas l'affreuse vérité de lui brûler les yeux. Il faut encore se rendre et courber, sous le poids d'une honteuse déchéance, un front qu'on veut encore faire superbe! Il faut s'adresser à un médecin! c'est d'abord par écrit qu'on le consulte; on met, sous le couvert d'un anonyme ou d'un pseudonyme une consultation prolixe et détaillée; la lettre cachetée comme un secret d'état!

Quand la crainte l'emporte sur la honte, on va trouver directement le médecin; mais en présence d'un étranger ,l'amour-propre reprend immédiatement toutes les positions qu'il avait consenti à perdre; on ne parle plus d'impuissance, on ne prononce pas ce mot terrible, on met sur le compte du hasard, de la fatalité, on cherche par mille artifices à séduire la science, à éviter l'arrêt fatal.

Il faut enfin s'avouer vaincu! La science le prononce impitoyablement, cet arrêt qu'on ne voulait pas entendre; il faut reconnaître que l'on est impuissant. Au moment où ce redoutable mot tombe des lèvres de l'homme de l'art, les yeux du passant se baissent, se jettent obliquement sur les murs; il regarde si les portes sont bien fermées, si personne n'a pu voir ni entendre.

La nature, jalouse de la perpétuité de la race humaine, a placé sous la protection de toutes les forces vives de l'âme, l'instinct générique et le sentiment de la virilité. Telle est la raison qui fait de l'impuissance la plus cruelle des tortures morales. Dans tous ses malheurs, l'homme est ingénieux à se consoler; il finit par regarder d'un œil tranquille la perte des biens, des honneurs; il se familiarise avec l'idée de sa propre mort; le temps lui apporte l'oubli bienfaisant des êtres chers qu'un sort jaloux lui a prématurément enlevés; dans toutes ces calamités, la nature vient à son aide, tandis que, dans l'impuisance, la nature et les hommes l'abandonnent comme son propre cœur.

La répulsion que cet état inspire n'a rien de conventionnel et se trouve identique dans toutes les conditions, chez tous les peuples; la même loi gouverne ici les hommes lettrés, les hommes incultes, les riches et les pauvres. Tous sont sans courage contre le malheur de l'impuissance, comme ils sont sans pitié pour ceux qui en sont atteints.

Mais s'il est dans le monde une position lamentable, c'est celle d'un jeune mari qui, s'approchant pour la première fois du lit conjugal, compte sur le bonheur et l'énivrement de la victoire et n'y trouve que l'humiliation d'une désespérante défaite. Ce malheur, on le sait, s'explique et se répare souvent; mais s'il se renouvelle sans espoir de le voir cesser, il faut, à coup sûr, plaindre la victime; jamais angoisses, jamais hontes ne furent comparables aux siennes. L'histoire nous a appris, depuis longtemps, qu'une telle situation était au-dessus des forces et de la résignation humaines. On a vu de tous temps, des jeunes mariés impuissants se jeter aux pieds des charlatans, étonner le monde par leur crédulité ; d'autres, sous l'inspiration du désespoir, imaginer des pratiques et des artifices éhontés; pour tromper d'innocentes épouses; d'autres enfin tomber dans la démence, ou mettre fin à leurs tortures par le suicide.

C'est l'onanisme, ce sont les abus de jouissances vénériennes qui conduisent à ces funestes résultats.

Avec la vieillesse, la puissance sexuelle diminue ainsi que la rareté du besoin, c'est le cas de ceux qui furent sages. Au contraire, chez l'homme qui abuse de l'acte vénérien, la déchéance arrive sans que le désir soit éteint et même diminué, de là les désappointements cruels.

Le lecteur comprendra facilement que, dans les diverses impuissances que nous venons de décrire, l'indication curative la plus naturelle est d'éloigner, de détruire, s'il se peut, la cause de l'affection, et de soumettre l'impuissant à un genre de vie et de conduite entièrement opposé à celui qui avait débilité les organes génitaux; c'est-à-dire que le traitement doit agir sur le moral et le physique.

Pour le physique, le régime alimentaire tonique et réparateur est assurément le meilleur. Les viandes rôties pénétrées de tout leur suc; les mets épicés, le poisson, le gibier et les œufs frais, les crustacés. les champignons, accompagnés de vins généreux sans excès feront merveille. Les principaux moyens auxiliaires de ce régime fortifiant sont : le séjour à la campagne, la promenade, l'exercice des armes, de la natation, de la chasse; les bains froids, généraux ou partiels, les douches froides, les fumigations aromatiques; les frictions sur les reins et la partie interne des cuisses; le massage après le bain; les amusements de gymnastique variés; la distraction sociale, la musique, la société des femmes, jolies, spirituelles, agaçantes, la parfaite tranquillité de l'âme; le repos aussitôt que la fatigue commence; enfin autant de sommeil qu'il en faut pour réparer la perte de la veille. Il est rare que l'impuissance ne cède, en peu de temps, à tous ces moyens combinés, et que l'homme ne retrouve point son aptitude et sa vigueur génitales.

XIV

FRIGIDITÉ OU INDIFFÉRENCE AUX PLAISIRS SEXUELS

Le nom d'anaphrodisie a été donné à cet état d'inertie des organes génitaux et d'indifférence morale où se trouve l'individu pour tout ce qui concerne l'acte reproducteur. Il ne faut pas confondre l'anaphrodisie avec l'impuissance; ; la première est l'absence totale des désirs vénériens, comme l'indique l'étymologie du mot, tandis que dans l'impuissance il y a des désirs, mais impossibilité physique de les satisfaire.

L'indifférence aux plaisirs de l'amour, très rare chez l'homme jeune et bien portant, est assez commune chez la femme, cela tient en bonne partie à son organisation sexuelle. Chez l'homme, la présence de glandes séminales est un des motifs les plus constants de l'excitation vénérienne. La Physiologie nous apprend que la réplétion des vésicules par la liqueur séminale développe chez l'homme de violents désirs ordinairement accompagnés d'un éréthisme génital, qui se dissipe seulement par l'émission du sperme. En effet, chez les jeunes gens absolument chastes, il arrive que peu de temps après la puberté, les pertes nocturnes commencent à se produire; quoi qu'il fasse, quoiqu'il évite toute excitation, il arrive que les pensées ne demeurent pas absolument pures. C'est ainsi que le jeune homme va se coucher, et dans son sommeil il rêve, dans ce rêve les impressions de la journée se représentent et, comme le cerveau n'a pas à ce moment le contrôle complet des centres nerveux inférieurs, ceux-ci agissent en accord avec l'idée présentée par le cerveau et l'orgasme sexuel se produit. Mais cependant, il est à remarquer que les pertes nocturnes ont lieu sans aucune excitation, ce cas ne se présente toutefois que chez les sujets atteints de débilité sexuelle avancée ou chez qui les désirs sont éteints.

Ainsi donc, le sexe féminin, sauf exception, serait d'une nature plus tranquille et moins disposée aux combats amoureux que le sexe masculin. Certaines femmes avouent de bonne foi, que sur vingt embrassements vénériens, il s'en trouve un à peine où elles éprouvent le spasme voluptueux; plusieurs même ont confié à des intimes que bien souvent elles simulaient ce spasme dans les bras de leurs partenaires, maris ou amants, pour deux motifs; le premier, afin de s'attacher l'homme qui aime à voir son plaisir partagé; le second, pour ne pas s'entendre accuser d'indifférence, de froideur, à chaque embrassement. Ces femmes ont raison d'en agir de la sorte : une innocente supercherie est permise lorsqu'il s'agit de faire des heureux.

En général cet état de froideur tient le plus souvent au moral qu'au physique chez la femme. La femme est un être éminemment délicat et capricieux, la moindre contrariété, la plus légère indisposition suffit pour arrêter ses amoureux élans. Tout à l'heure elle éprouvait un désir, un nuage a passé, et ce désir s'est subitement éteint. La femme aime à préluder aux jeux de l'amour par de douces caresses, par de tendres agaceries; elle demande à être excitée par d'harmonieuses paroles, afin que le moral, réagissant sur le physique, la dispose à s'évanouir dans une voluptueuse étreinte. Si l'homme se conduisait ainsi avec la femme, bien certainement celle-ci, à moins de frigidité complète, tressaillerait de plaisir, mais il en est presque toujours autrement; le mari est égoïste, impatient, grossier dans son amour; sans consulter les dispositions bonnes ou mauvaises dans lesquelles peut se trouver la femme, il veut satisfaire ses besoins; il la veut et il faut qu'elle s'y soumette. Quelquefois, la femme trouve un prétexte pour se soustraire à cet embrassement brutal; mais le plus souvent, elle s'y prête passivement, afin d'être plus tôt débarrassée des importunités d'un homme qui ne voit, dans l'acte sexuel que la satisfaction d'un besoin.

Beaucoup de femmes ont, naturellement, exactement les mêmes appétits sexuels que l'homme; seulement toute leur éducation, toute l'existence sociale les forcent à comprimer, à voiler leurs instincts et parviennent souvent à dévier ceux-ci et à les atrophier.

L'opinion veut la femme rigoureusement chaste, ce qui en oblige beaucoup à feindre cette chasteté; mais si la vie sociale de la femme était semblable à celle de l'homme, l'on verrait parmi elles toutes les nuances existant parmi le sexe mâle et le contraste des vertueuses et des vicieuses, qui n'est d'ailleurs qu'apparent, serait moins prononcé.

On dit souvent que des femmes absolument froides au point de vue des sensations sexuelles, sont, malgré cela, fort coquettes, et qu'elles surexcitent les appétits vénériens de l'homme et qu'elles semblent avoir un besoin profond d'amour et de caresses. C'est ce qui trompe; chez ces femmes l'embrassement brutal de l'homme ne le satisfait pas, elles souhaitent tout ce qui peut provoquer en elles l'état passionnel, et elles le cherchent et l'obtiennent par le moyen de la coquetterie, des caresses et aussi l'exaltation cérébrale.

Il est une chose digne de remarque, c'est l'éternelle bévue de l'homme qui trouve tout simple et rationnel que lui, ne soit point capable de copulation à tout moment et sans que l'ensemble de ses organes sémitifs ne l'ait mis en l'état spécial dont l'érection est le signe visible, et qui imagine que, parce que, matériellement la femme peut toujours recevoir l'offrande amoureuse, elle soit susceptible de l'accomplir voluptueusement.

Il croit naïvement que le coït doit forcément être une jouissance pour la femme par lui-même et sans tenir compte de sa disposition à y participer.

Nous ne nions pas le fait de frigidité de beaucoup de femmes, mais nous sommes persuadés que cette anaphrodisie n'est qu'accidentelle et pour ainsi dire factice chez la plupart.

La femme qui dans l'accouplement vulgaire, non accompagné de caresses et d'attouchements, reste froide, pourrait connaître la volupté si on éveillait ses sens par les moyens susceptibles de les toucher.

La preuve de ce fait a été faite bien des fois. Telle femme qui est de marbre dans les bras d'un époux, vibre délicieusement dans ceux d'un amant.

Telle autre qui a l'accouplement en horreur et qui n'y ressent aucune sensation voluptueuse, est une lesbienne ardente.

L'appétit sexuel n'est pas lié absolument chez la femme, aux organes directs de la reproduction; chez les filles non réglées, les femmes ayant eu leur retour d'âge et celles qu'un accident, une maladie ou une opération a privées de leurs ovaires, sont sujettes à des désirs violents et connaissent l'orgasme vénérien tout comme les femmes normales.

Etant donné que la faculté de volupté, chez la femme, est répartie cérébralement et, le plus souvent, pour ce qui regarde le côté matériel, au siège clitoridien, si l'homme qui a mission de lui faire connaître le plaisir, n'éveille rien dans son esprit et dans son âme et qu'il lui refuse l'excitation nerveuse, à l'endroit où elle peut se produire, la femme restera froide dans ses étreintes sans, pour cela, être atteinte d'anaphrodisie complète. Pour retrouver son sexe il lui suffira de nouer des relations avec un homme qui sache provoquer en elle, les sensations qui y dorment.

XV

DANGERS DES EXCÈS VÉNÉRIENS

L'abus des plaisirs sexuels dégrade, en peu de temps, l'esprit et le corps, il semblerait que, de tous les excès, aucun ne soit aussi douloureusement puni que l'excès vénérien. D'abord l'affaiblissement des organes génitaux chez l'homme, la flaccidité du membre, les pertes séminales involontaires, l'atrophie des testicules, la paralysie de la vessie, etc. etc. Et chez la femme, une surexcitation génitale, suivie de flueurs blanches, d'autant plus ruineuses qu'elles sont plus abondantes. Bientôt surviennent des accidents nerveux, des palpitations, des syncopes et des désordres utérins qui réagissent sur tout l'organisme.

Les excès vénériens, produisent les mêmes lésions que l'onanisme. C'est dans ce cas, comme dans l'autre, la fatigue exagérée des organes qui les irrite et qui provoque la réaction inflammatoire avec tous les désordres fonctionnels qui en sont l'effet naturel; mais il y a cette différence entre les jouissances du coït qui nous sont impérieusement commandées par la nature et les brutales voluptés de la masturbation, que les premières ne peuvent nuire que par leurs excès, tandis que les secondes sont toujours essentiellement pernicieuses.

Mais où commence l'excès, l'abus, c'est-à-dire le danger de l'acte vénérien? Ici la nature nous tient le langage le plus trompeur, et nous lance sur une pente glissante où nos besoins réels se mêlent et se confondent avec mille besoins factices. C'est la passion qui nous conduit dans ce dédale; c'est le cœur, guide aveugle et infatigable, qui nous impose l'immensité de ses aspirations; c'est l'imagination qui nous soumet à ses fantaisies et à ses caprices.

La puissance et l'activité des organes génitaux varient prodigieusement chez les divers individus, et souvent chez le même individu à des époques différentes de son âge ou de l'année. Il n'est point d'organes dans l'économie qui nous offrent autant d'inégalités. Il est donc évident que toute appréciation numérique est interdite en pareille matière; ce que l'on reprochera à l'un comme excès blâmable ou dangereux, on est forcé de le concéder à l'autre, comme l'expression d'un besoin réel et légitime.

On rencontre quelquefois des jeunes hommes qui se font une sotte gloire de leur intrépidité dans la lice amoureuse; ils ont fourni huit à dix carrières en quelques heures, ils sont prêts à le prouver! Ces dires sont tout simplement des fanfaronnades et rien de plus. Il est physiquement impossible que l'homme puisse consommer huit à dix embrassements dans l'espace de quelques heures, ou alors ce sont des copulations sans perte de liqueur séminale. L'homme le plus vigoureux, le plus favorisé génitalement, ne saurait fournir plus de cinq ou six éjaculations en sept ou huit heures et encore les dernières émissions ne sont-elles qu'un fluide séreux, une sécrétion prostatique accompagnée d'ardeur et de cuisson. L'homme le plus enclin aux plaisirs sexuels se trouve réduit, après quelques copulations, à une sorte d'impuissance momentanée, l'organe énervé ne peut satisfaire ses désirs, il est forcé d'attendre que la nature ait réparé les pertes du fluide nerveux et séminal, afin de pouvoir de nouevau se livrer à l'acte vénérien.

Le sens génital réside dans deux systèmes d'organes essentiellement distincts; les uns reçoivent des ordres, les autres en donnent; les premiers sont destinés à l'accomplissement matériel de l'acte; les seconds à recevoir les impulsions et à coordonner harmoniquement tous les actes qui s'y rapportent. De là une double source d'excitations, qui agissent en sens inverse et qui allument le sens génital, tantôt par des impressions matérielles, comme un excès de sécrétion dans les testicules, tantôt par des influences morales, comme la vue d'un portrait ou d'une image lascive. Il suffit de réfléchir un instant à la multiplicité des causes qui peuvent ainsi provoquer des besoins factices, pour voir qu'il est absolument impossible de poser exactement le point où finissent les besoins réels et où commence l'abus.

Le seul mode d'appréciation possible, consiste à juger des besoins sexuels par les effets immédiats que produit sur l'organisme, l'accomplissement de l'acte vénérien. Ainsi, le coït est-il suivi d'un sentiment de bien-être et de gaieté? Le corps semble-t-il plus frais plus fort, plus dispos? Le jeu de la respiration semble-t-il plus souple? La tête est-elle légère et dégagée? Se sent-on une énergie inaccoutumée, une disposition toute nouvelle aux travaux du corps ou de l'esprit? Conserve-t-on enfin dans les organes génitaux eux-mêmes, un reste de vigueur et d'activité qui sollicite à la récidive? On aura à coup sûr satisfait un besoin réel; ou aura rempli le vœu à la nature et porté atteinte à la santé.

Le coït, au contraire, est-il suivi de fatigue, d'accablement, de dégoût, de mélancolie? A-t-on la tête lourde, le visage défait? Se sent-on de la tendance au repos et au sommeil? Les idées sont-elles paresseuses, embarrassées? Eprouve-t-on une sorte d'aversion pour l'acte qui s'est passé, ou pour une future récidive? C'est un besoin factice qui a été satisfait. On a cédé à des provocations ou à des excitations trompeuses; il a été fait violence à la nature et porte atteinte à la santé.

Il est d'autant plus important de savoir reconnaître la limite qui sépare les besoins réels des besoins factices, qu'on peut dire avec assurance que dépasser la mesure de ses besoins et de ses forces, c'est faire inévitablement un premier pas sur le chemin qui conduit à tous les désordres de l'organisme, à commencer par les pertes séminales.

Voici comment les faits s'enchaînent et se succèdent fatalement : Les premiers excès vénériens ont pour effet nécessaire l'altération des qualités normales du sperme; ce liquide moins élaboré, moins consistant, moins riche en animalicules, commence bientôt à perdre de ses vertus stimulantes : l'acte du coït se décolore de plus en plus; la sensation de plaisir diminue; les érections languissent et l'éjaculation se précipite sous l'impression d'un sperme altéré, que tolère avec impatience l'excitabilité morbide des vésicules séminales. Des émissions nocturnes font inévitablement explosion sous l'influence de l'état d'orgasme permanent des organes spermatiques et les premières sont encore provoquées par des rêves érotiques,des érections incomplètes et de faibles secousses voluptueuses les accompagnent; mais ces débiles simulacres de virilité ne tardent pas à disparaître et les pertes nocturnes passent alors complètement inaperçues.

Ces pollutions passives sont accablantes pour les malades; à mesure que les phénomènes d'excitation diminuent, la constitution se détériore à vue d'œil et dans la même proportion. Il en est ainsi dans toutes les pertes séminales involontaires; l'inertie croissante des organes sert de signe et de mesure à la gravité du mal, et les ravages qu'il exerce deviennent effrayants; quand les malades perdent entièrement la conscience des catastrophes.

Mais ce n'est pas tout; aussitôt que les pollutions nocturnes sont entrées dans cette déplorable phase, elles ne tardent pas à être compliquées, puis même remplacées par les pollutions diurnes. Le mal a fait de nouveaux progrès. Non seulement les malades n'en ont pas la conscience, mais le plus souvent ils ne se doutent même pas de son existence. Les pertes séminales diurnes se produisent sous l'influence de la défécation ou des dernières secousses convulsives qui président à l'omission de l'urine. Dans ce cas, comme dans l'autre, l'éjaculation est passive, le sperme s'écoule des vésicules séminales par l'effet de la pression des organes voisins, la déperdition du précieux liquide est, pour ainsi dire incessante, l'impuissance des organes génitaux, tombés dans un état déplorable d'irritablité et d'atonie, ne peut que favoriser son écoulement .

Nous engageons instamment les victimes

de la débauche à bien graver dans leur mémoire les lois de la nature, relatives à la reproduction des espèces vivantes. Dans le règne végétal, aussitôt après la fécondation, les organes mâles se fanent, les organes femelles disparaissent pour faire place au fruit, et la fleur qui servit de lit nuptial se détruit. Dans le règne animal, il existe une foule de familles parmi les insectes,qui meurent aussitôt après l'accouplement; le moment de l'union sexuelle est le terme de l'existence. Chez les animaux, l'acte du coït est suivi d'une perte de forces qui se traduit par une sorte de langueur et d'affaissement vital; leurs couleurs se ternissent, leur voix s'altère, la mue commence. Tous les êtres subissent donc cette loi physiologique : L'acte qui perpétue l'espèce affaiblit l'individu, en d'autres termes, chaque fois que l'homme consomme l'acte de la procréation, il donne une portion de sa vie pour allumer une vie nouvelle; et, s'il ne laisse pas le temps à la nature de réparer les pertes qu'il vient de faire, la vitalité endommagée décroît en raison des nouvelles pertes qu'il a l'imprudence de faire. Bientôt il tombe dans une complète débilité et la vie l'abandonne à son tour.

Les excès vénériens sont la ruine du corps

et de l'esprit. Rien ne détériore aussi profondément le physique et le moral que l'abus du coït. Et si dans les grandes villes on rencontre tant d'êtres chétifs, étiolés, traînant languissamment les débris d'un corps usé, c'est le libertinage qu'il faut en accuser.

Le jeune homme qui confiant dans sa vigueur, abuse des plaisirs vénériens, s'énerve bientôt et se prépare les regrets d'une vieillesse prématurée.

Puisque nous avons eu à parler des pertes séminales involontaires, sans revenir ici sur les effets des excès vénériens, il nous semble nécessaire d'appeler l'attention sur une cause très peu connue, qui conduit à l'impuissance par les pertes séminales, presque toujours ignorées des malades, nous voulons parler de la continence absolue.

On sait que les individus vigoureusement organisés, chez lesquels le sens génériqne et les organes génitaux sont prédominants et précoces, ne supportent jamais impunément une longue continence. Ce n'est même qu'aux dépens de leur santé, de leur raison, qu'ils échappent à la loi commune et à l'obsession tyrannique de leurs oragnes génitaux. Mais il est des hommes d'une vertu dite exemplaire, qui restent facilement chastes dans leurs actions comme dans leurs pensées : c'est à leurs principes, à leurs sentiments religieux, à la force de leur volonté qu'ils attribuent leur sagesse; ils se font le plus souvent illusion; leur volonté n'a rapporté sans lutte que des victoires à peine disputées.

Il est naturel d'attribuer la déchéance imprévue des hommes d'élite dont nous parlons à l'excès du travail et de l'étude. Ils ont eux-mêmes cette conviction, que vient encore fortifier l'amélioration sensible qu'ils trouvent d'abord dans le repos et les distractions. Ils ne s'avisent pas de songer à leurs organes génitaux qui n'ont joué qu'un rôle secondaire dans leur existence. Tout concourt à leur donner le change et à les égarer; ils n'ont à se reprocher, ni abus génitaux, ni excès vénérien; l'instinct de la vitalité, longtemps silencieux a bien fini par jeter quelque trouble dans la pensée; des images lascives ont traversé, dans des rêves érotiques, les régions de l'abstraction pour réveiller le sens générique; les vésicules séminales se sont contractées convulsivement; des pollutions nocturnes ont troublé, pendant quelque temps, le sommeil et la santé; puis elles ont cessé, mais sans aucune amélioration dans l'état du malade.

Les fonctions cérébrales prépondérantes ont résisté aux premières atteintes et ont paru d'abord dominer toutes les autres souffrances organiques, celles du cœur, des poumons, des organes digestifs, etc., mais elles ont baissé à leur tour. Les malades seuls s'en sont aperçus dans le principe, ils ont été surpris et affligés de voir que la mémoire leur manquait, que leurs idées se troublaient, qu'ils n'avaient plus la même netteté, la même précision dans leurs jugements, qu'ils ne trouvaient plus l'expression propre et choisie, etc. Tous ces signes de décadence ont été mis d'abord sur le compte de la fatigue, mais le repos ne les a pas atténués; il a fallu renoncer aux travaux, aux études, à la profession, aux affaires, il a fallu invoquer les secours de la science.

Ils aiment passionnément les luttes de l'intelligence et se livrent avec ardeur aux travaux abstraits de la pensée. Mais, chose étrange, la plupart de ces hommes qui avaient donné tant d'espérance, s'éclipsent avant l'âge, et quelques-uns seulement fournissent honorablement leur carrière.

Comment cela se fait-il? Ce sont les pertes séminales involontaires qui sont cause de tout cela. Et ce qui est à remarquer, c'est que ces hommes n'ont jamais soupçonné leur mal. Ils ne se sont pas livrés dans leur enfance, aux égarements solitaires; dans leur jeunesse ils ont vécu comme des anachorètes, sans jamais s'approcher d'une femme; la passion de l'étude a éteint chez eux toutes les convoitises de la chair, mais, malgré tout, la nature a repris ses droits.

Le cerveau peut rompre à son profit, dans l'organisme, l'équilibre des forces et les harmonies vitales, il gouverne souverainement la vie morale; il intervient dans le gouvernement de la vie physique ou organique par les agents placés sous ses ordres; mais il n'a, si l'on peut s'exprimer ainsi, droit de vie et de mort sur aucun des autres appareils de la vie. Ainsi, les hommes d'étude et de calme peuvent lui faire du cerveau un centre de fluxion insolite, d'activité prépondérante, mais il ne leur est pas donné d'imposer entièrement silence à l'appareil génital et d'arrêter le cours permanent du liquide séminal. C'est cette lente et incessante circulation spermatique, qui amène fatalement la distension plus ou moins tardive des vésicules séminales et finalement les pertes nocturnes. De là l'impuissance que ces intelligences supérieures constatent lorsque, quittant les sublimes régions de la pensée, ils veulent sacrifier aux grossiers instincts de la nature.

L'homme vigoureusement organisé viole son serment, l'homme faible devient victime du sien; personne ici ne peut tromper la nature, il faut être parjure ou malade. C'est à cette implacable loi physiologique que sont contraints d'obéir, tôt ou tard, les esprits privilégiés, c'est par suite de son inobservance qu'on voit des jeunes gens d'un grand avenir s'éclipser tout à coup dans l'éclat de leur triomphe, parce que par suite des pertes séminales insensibles, réagit sur les centres nerveux et paralyse les facultés intellectuelles.

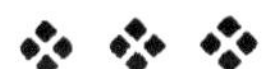

Imp Jean FORT, 73, Faubourg Poissonnière

TABLE ANALYTIQUE DES MATIÈRES

Avant-Propos. 7

CHAPITRE PREMIER

Précis descriptif des Organes génitaux.— Les organes de l'homme et leurs fonctions. — Les organes de la femme et leurs fonctions 13

CHAPITRE II

Coup d'oeil sur les Maladies Vénériennes. — Le chancre simple ou chancre mou. — La Blennorrhagie. — La Syphilis . . 33

CHAPITRE III

Mode d'action de la Contagion. — *Syphilis*: Les lésions spécifiques. — Le chancre induré et les plaques muqueuses. — Le contact. — L'inoculation. — L'immunité. — La contagion immédiate et la contagion médiate. — Le coït normal ou anormal. — Le baiser, les objets usuels, l'allaitement.

Le chancre simple : Son origine. — Ses caractères. — Sa contagiosité. — Ses conséquences.

La Blennorrhagie: L'écoulement simple et l'écoulement virulent. — Le gonocoque. — La diffusion du virus chez la femme. — Les dangers de contagion. — La goutte militaire, ses conséquences 41

CHAPITRE IV

Des Préservatifs médicamenteux. — Les premiers remèdes employés. — Les préservatifs. — Ricord et Langlebert. — Une bonne formule — Les pommades, les liquides aromatiques et antiseptiques. . . 58

CHAPITRE V

Terrible Imprudence a éviter. — L'opthalmie blennorrhagique — La perte de l'œil. — Ses causes. 64

CHAPITRE VI

Opération prévoyante. — La circoncision. — Les réflexions d'un Juif 67

CHAPITRE VII

Prophylaxie générale. — La prostitution et les maladies vénériennes. — L'homme insouciant propagateur du mal. — Sa responsabilité — Les filles insoumises et la vérole. — Statistique édifiante 70

CHAPITRE VIII

Préservation individuelle. — Examen comparatif. — Les lésions à observer. — A quoi on reconnait leurs dangers — Les ganglions de l'aine et du cou. — Les moyens de reconnaitre chez l'homme les ulcérations dangereuses. — Chancres et plaques muqueuses. — La vérole est transmissible par toutes les voies. — Les jeux de l'amour mis à profit pour l'inspection de la femme. — Les caresses préliminaires en éclaireurs. — L'examen des pièces. — Les lavages. — Les corps gras. — Le condom. — Les injections. — Une recette pour attraper la chaude pisse. — Précaution pendant l'acte et après 78

CHAPITRE IX

Les Maladies Vénériennes et le Mariage. — Le chancre simple ou supposé simple. — Ajournement au mariage. — Caractères différentiels du chancre simple et du chancre syphilitique.

Syphilis et Mariage. La syphilis bénigne. — Caractères de la vérole à forme grave. —

Sa marche et sa durée. — L'accident de retour. — Exemple d'infection. — Résultats. — L'infection par conception.

La Syphilis dans le Mariage. — La contagion par les premiers accidents. — Moyen d'atténuer le mal. — Précaution à prendre. — Observations. — La gravité de l'hérédité syphilitique. — Ce que deviennent les enfants. — La médication mercurielle ; ses effets

La Grossesse dans ses rapports avec la Syphilis. — Fréquence de l'avortement. — Des moyens d'y remédier.

La Syphilis et l'Allaitement. — La nourrice infectée par l'enfant. — L'enfant infecté par la nourrice. — L'allaitement par la mère syphilitique.

Blennorrhagie et Mariage. — L'action du gonocoque — Sa virulence dans la blennorrhagie chronique — Conséquence de l'infection chez la femme. — L'homme atteint de Blennorrhagie ignorant la gravité de son cas. — Conseils pratiques. — Atermoiement nécessaire 95

CHAPITRE X

Prophylaxie publique. — La réglementation de la prostitution. — Ce qu'elle est, ce qu'elle devrait être. — La police des mœurs. — Les visites sanitaires. — Les filles insoumises qui y échappent. — Les entretenues. — La provocation sur la voie publique. — Des moyens de répression 139

CHAPITRE XI

Prévoyance procréatrice : *Stérilité consciente.* — La maternité à perpétuité. — La liberté du ventre. — La chasteté du mari. — Les moyens employés pour éviter la conception. — Observations sur chacun d'eux. — Le danger des fraudes. — Nombreux exemples. — Les troubles dans les ménages. — La jalousie. — L'ovulation et la fécondation. — La conception soumise à la volonté des époux. — Théorie du docteur Pouchet. 163

CHAPITRE XII

Pour Vaincre la Stérilité. — Les causes de la stérilité chez l'homme et chez la femme. — Des moyens d'y remédier.— La femme stérile. — Les cas les plus nombreux. — Traitement général et local. — Indication des moyens et procédés de vaincre la stérilité. 183

CHAPITRE XIII

L'Impuissance. — Chez l'homme. — Ses causes. — Ses divers états. — L'imagination et son rôle. — Conseils de Montaigne. — L'impuissance par excès de désirs. — Observations du Docteur Langlebert. — Considérations générales. — Traitement de l'impuissance. 189

CHAPITRE XIV

L'Anaphrodisie. Frigidité de la Femme. — Caractères généraux. — Causes et effets. — La froideur sexuelle de la femme considérée sous son vrai caractère. — La femme moins froide qu'on ne le pense. — Les raisons. — Les moyens d'y remédier 212

CHAPITRE XV

Dangers des Excès Vénériens. — Excès Vénériens et onanisme. — Où commence l'excès et l'abus. — Comment les apprécier. — Résultats des excès. — Mécanisme de la production des pertes seminales nocturnes et diurnes. — Les effets de la continence 219

www.ingramcontent.com/pod-product-compliance
Ingram Content Group UK Ltd.
Pitfield, Milton Keynes, MK11 3LW, UK
UKHW020547180726
13838UKWH00001B/96